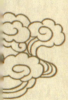

# 图解
# 脉经

国华 ◎ 编著

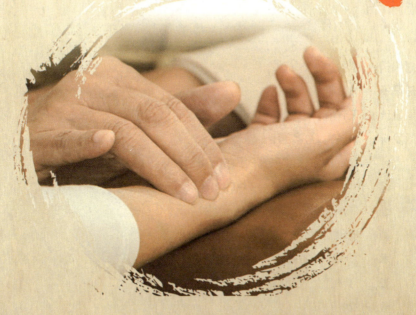

中医古籍出版社
Publishing House of Ancient Chinese Medical Books

图书在版编目（CIP）数据

图解脉经 / 国华编著 . -- 北京：中医古籍出版社，2022.8

ISBN 978-7-5152-2465-7

Ⅰ . ①图… Ⅱ . ①国… Ⅲ . ①《脉经》- 图解 Ⅳ . ① R241.11-64

中国版本图书馆 CIP 数据核字 (2022) 第 026204 号

## 图解脉经
国　华　编　著

| | |
|---|---|
| 策划编辑： | 李　淳 |
| 责任编辑： | 吴　迪 |
| 封面设计： | 王青宜 |
| 出版发行： | 中医古籍出版社 |
| 社　　址： | 北京市东城区东直门内南小街 16 号（100700） |
| 电　　话： | 010-64089446（总编室）010-64002949（发行部） |
| 网　　址： | www.zhongyiguji.com.cn |
| 印　　刷： | 水印书香（唐山）印刷有限公司 |
| 开　　本： | 710mm×1000mm　1/16 |
| 印　　张： | 14 |
| 字　　数： | 220 千字 |
| 版　　次： | 2022 年 8 月第 1 版　2022 年 8 月第 1 次印刷 |
| 书　　号： | ISBN 978-7-5152-2465-7 |
| 定　　价： | 68.00 元 |

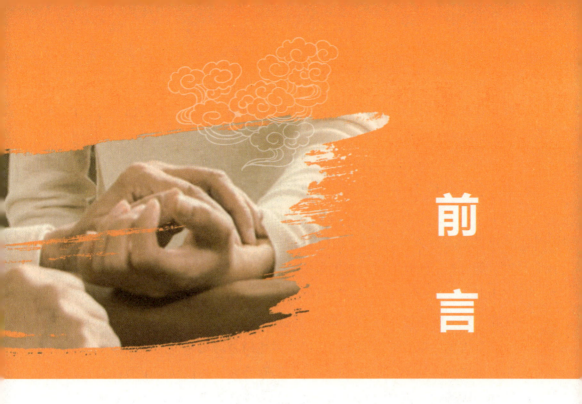

# 前言

　　《脉经》为西晋著名医学家王叔和（210—280，名熙，山西高平人）编著，是我国传世最早的一部中医脉诊学的专著。该书集晋以前脉学文献之大成，发展并构建了中医脉学体系，在中医脉学发展史上占有重要的地位，对后世脉学的发展产生了深远的影响，推动了中医脉学、中医诊断学乃至中医学的向前发展。

　　《脉经》共10卷，98篇，首次对中医脉学理论进行系统、全面的论述。该书"叙阴阳表里，辨三部九候，分人迎、气口、神门，条十二经、二十四气，奇经八脉。以举五脏、六腑、三焦、四时之疴。若网在纲，有条而不紊。"所论述的寸、关、尺三部定位脉诊以及总结的24种脉象，为我国脉学的建立和发展奠定了坚实的基础，为后世医家继承和发扬。

　　《脉经》是学习中医脉诊的一本好书，备受历代医家推崇，至今仍有不可替代的理论意义和临床应用价值。但是，由于书中内容过于冗长烦琐，古词、术语较多，对于现代读者，特别是初学中医的人来说，有些内容是比较难以理解的。为此，本书取其精华，节选目前临床常见的病症，以及重要的脉诊理论进行译释，望能帮助读者用最有效率的方式，轻松地学习《脉经》的精华内容。

本书以"原文""注释"和"译文"三部分构成。"原文"均以叶氏广勤堂影元刻本（1956年人民卫生出版社影印）为底本，对校本有佚名氏影宋刻本、钱本（守山阁钱熙祚校本）及周学海本，参校本有《素问》《灵枢》《难经》《针灸甲乙经》《注解伤寒论》《金匮要略方论》《备急千金要方》等。在"注释"时，参考各家，力求易懂、浅显、精要；文字注释以原文为基点，难字注音。本书"译文"在段落、句型、标点诸方面尽量与原文相一致。在意译上，力求准确，究根求源，在"懂"字上努力探求，使这一文辞古奥、年代久远的中医学经典著作跨越历史条件的限制，发挥新的作用。为了使广大读者更好地理解这部医学经典，我们结合生命科学、养生理论和中国传统文化，对其中或隐或现的医学思想采用图解的形式进行了全面而系统的诠释。

鉴于我们水平有限，疏漏、谬误、欠妥之处在所难免，恳请读者提出宝贵意见，以便再版时修正。

编　者

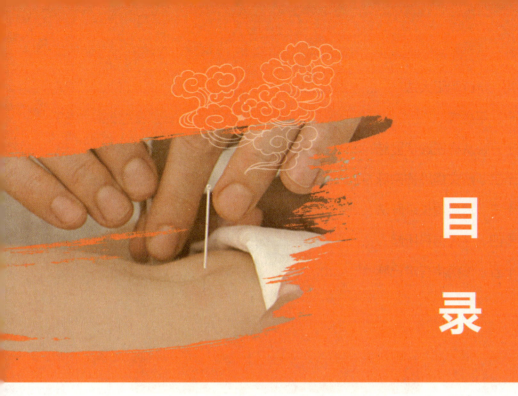

# 目录

## 脉经卷 第一

一、脉形状指下秘决（二十四种） ..................... 2
二、平脉早晏法 ..................... 9
三、分别三关境界脉候所主 ..................... 11
四、辨尺寸阴阳荣卫度数 ..................... 13
五、平脉视人大小长短男女逆顺法 ..................... 19
六、持脉轻重法 ..................... 20
七、两手六脉所主五脏六腑阴阳逆顺 ..................... 22
八、辨脏腑病脉阴阳大法 ..................... 25

九、辨脉阴阳大法.................................................. 27
十、平虚实...................................................... 33
十一、从横逆顺伏匿脉............................................ 35
十二、辨灾怪恐怖杂脉............................................ 37
十三、迟疾短长杂脉法............................................ 40
十四、平人得病所起.............................................. 45
十五、诊病将差难已脉............................................ 46

## 脉经卷 第二

一、平三关阴阳二十四气脉........................................ 48
二、平奇经八脉病................................................ 55

## 脉经卷 第三

一、肝胆部...................................................... 64
二、心小肠部.................................................... 72
三、脾胃部...................................................... 79
四、肺大肠部.................................................... 88
五、肾膀胱部.................................................... 96

## 脉经卷 第四

一、辨三部九候脉证 .................... 104
二、平杂病脉 .......................... 115
三、诊五脏六腑气绝证候 ................ 122
四、诊损至脉 .......................... 124
五、诊百病死生决 ...................... 136

## 脉经卷 第五

一、张仲景论脉 ........................ 144
二、扁鹊阴阳脉法 ...................... 146
三、扁鹊脉法 .......................... 148

## 脉经卷 第六

一、肝足厥阴经病证 .................... 152
二、胆足少阳经病证 .................... 155
三、心手少阴经病证 .................... 157

四、小肠手太阳经病证 .................................................. 161

五、脾足太阴经病证 ...................................................... 163

六、胃足阳明经病证 ...................................................... 165

七、肺手太阴经病证 ...................................................... 168

八、大肠手阳明经病证 .................................................. 172

九、肾足少阴经病证 ...................................................... 173

十、膀胱足太阳经病证 .................................................. 177

十一、三焦手少阳经病证 .............................................. 178

## 脉经卷 第七

一、平卒尸厥脉证 .......................................................... 180

二、平阳毒阴毒百合狐惑脉证 ...................................... 181

三、平霍乱转筋脉证 ...................................................... 185

四、平中风历节脉证 ...................................................... 186

五、平消渴小便利淋脉证 .............................................. 189

六、平水气黄汗气分脉证 .............................................. 191

七、平胸痹心痛短气贲豚脉证 ...................................... 202

八、平腹满寒疝宿食脉证 .............................................. 204

九、平惊悸衄吐下血胸满瘀血脉证 .............................. 209

十、平痈肿肠痈金疮侵淫脉证 ...................................... 213

# 脉经卷第一

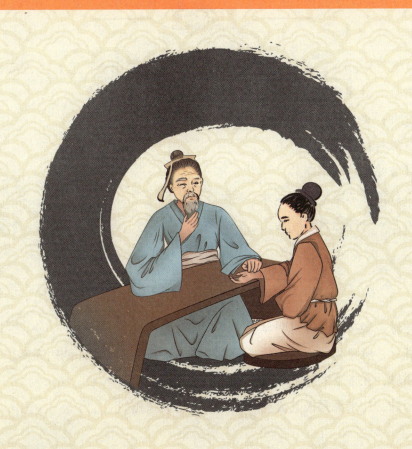

# 一、脉形状指下秘决（二十四种）

**【原文】**

浮脉，举之有余，按之不足。（浮于手下。）

芤①脉，浮大而软，按之中央空，两边实。（一曰手下无，两傍有。）

洪脉，极大在指下。（一曰浮而大。）

滑脉，往来前却②流利辗转③，替替④然与数相似。（一曰浮中如有力。一曰漉漉⑤如欲脱。）

数脉，去来促急。（一曰一息⑥六七至。一曰数者进之名。）

促脉，来去数，时一止复来。

**【注释】**

①芤（kōu）：葱的别名。《本草纲目·卷二十六·葱》："芤者，草中有孔也，故字从孔，芤脉象之。"

②却：退后意。

③辗转：反复，转移不定。

④替替：持续不断的。

⑤漉漉：不断渗出的水珠。

⑥息：一呼一吸称一息。

**【译文】**

浮脉，轻按皮肤即可明显触及，重按就显得没力。

芤脉，脉象为浮大而柔软，稍加重按便觉得中央空虚而两边充实。

洪脉，在指下的感觉是极其洪大。

滑脉，往来都是极其流利、圆滑的，与数脉相似。

数脉，去来迅速紧迫。

促脉，来去都显数象，时有停止，随即又恢复跳动。

## 【原文】

弦脉，举之无有，按之如弓弦状。（一曰如张弓弦，按之不移。又曰浮紧为弦。）

紧脉，数①如切绳②状。（一曰如转索之无常。）

沉脉，举之不足，按之有余。（一曰重按之乃得。）

伏脉，极重指按之，着骨乃得。（一曰手下裁动。一曰按之不足，举之无有。一曰关上沉不出，名曰伏。）

革脉，有似沉伏，实大而长，微弦。（《千金翼》以革为牢。）

实脉，大而长，微强，按之隐指愊愊③然。（一曰沉浮皆得。）

## 【注释】

①数（sù）：迫。此指脉紧迫的样子。

②切绳：按如拉紧的绳索。

③愊愊（bì bì）：郁结、堵塞之意。这里作坚实解。

## 【译文】

弦脉，轻按感觉脉搏不明显，重按感觉脉搏弦急好似弓弦的样子。

紧脉，脉搏紧迫好像按在拉紧的绳索上一样。

沉脉，轻按感觉脉搏动不足，重按感觉脉搏动有余。

伏脉，必须重按至筋骨之间才能触及。

革脉，脉来近似于沉伏，脉形实大而长，稍微带有弦象。

实脉，脉体大而且长略，稍微强劲，指下感觉坚实有力。

**【原文】**

微脉，极细而软，或欲绝，若有若无。（一曰小也。一曰手下快。一曰浮而薄。一曰按之如欲尽。）

涩脉，细而迟，往来难且散，或一止复来。（一曰浮而短。一曰短而止。或曰散也。）

细脉，小大于微，常有，但细耳。

软脉，极软而浮细。（一曰按之无有，举之有余。一曰细小而软。软，一作濡，曰濡者，如帛衣在水中，轻手相得。）

弱脉，极软而沉细，按之欲绝指下。（一曰按之乃得，举之无有。）

虚脉，迟大而软，按之不足，隐指豁豁然①空。

**【注释】**

①隐指豁豁然空：虚脉隐隐搏动于指下，按之忽然空虚。

**【译文】**

微脉，脉体既极细而又极软，稍用力按，隐隐约约、似有似无，仿佛要断绝似的。

涩脉，脉形细小而短，往来迟滞，极不流利，脉体短而散漫，间或有一歇止，止后又来。

细脉，脉形比微脉稍大一点，脉搏始终可以摸到，只是脉形细小而已。

软脉，脉搏极其柔软而浮细。

弱脉，脉象极其软弱而沉细，重按时感觉指下的脉搏好像要断绝似的。

虚脉，脉来迟缓而大，软弱无力，稍加重按便全然无力，隐隐搏动于指下，按之忽然空虚。

古代医学家在医疗实践中，总结出了丰富的脉象知识，不同的脉象反映了人体脏腑的健康状态。

脉象

**缓脉**
一呼一吸之间，脉搏跳动四次

**急脉**
一呼一吸之间，脉搏跳动七次

**长脉**
脉形长，首尾端直，超过本位

**短脉**
首尾俱短，不能满部（寸、关、尺三部）

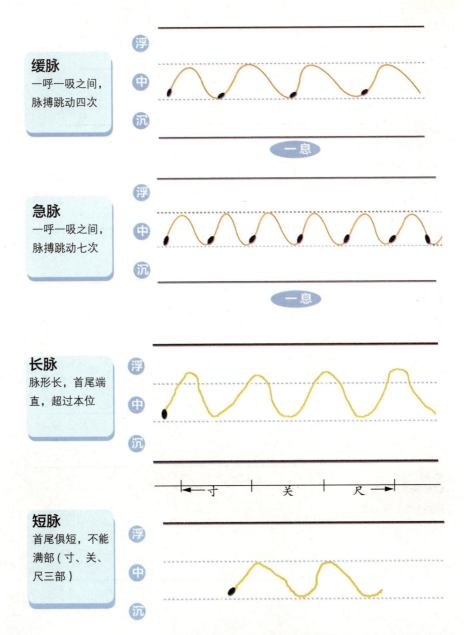

**滑脉**
往来流利，如珠走盘，应指圆滑

**涩脉**
脉细而缓，脉率和脉力不匀，往来艰涩不畅，如轻刀刮竹，与滑脉相反

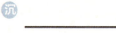

**伏脉**
重手推筋按骨始得，甚则伏而不见

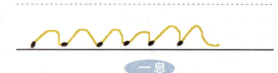

**濡脉**
浮而形细，势软，搏动力弱，不能重按，按之则无

【原文】

散脉,大而散。散者,气实血虚,有表无里。

缓脉,去来亦迟,小快于迟。(一曰浮大而软,阴浮与阳同等。)

迟脉,呼吸三至,去来极迟。(一曰举之不足,按之尽牢。一曰按之尽牢,举之无有。)

结脉,往来缓,时一止复来。(按之来缓,时一止者,名结阳。初来动止,更来小数,不能自还,举之则动,名结阴。)

代脉,来数中止,不能自还,因而复动。脉结者生,代者死。

动脉,见于关上,无头尾,大如豆,厥厥然①动摇。(《伤寒论》云:阴阳相搏名曰动。阳动则汗出,阴动则发热,形冷恶寒。数脉见于关上,上下无头尾,如豆大,厥厥动摇者,名曰动。)

浮与芤相类(与洪相类),弦与紧相类,滑与数相类,革与实相类(《千金翼》云:牢与实相类),沉与伏相类,微与涩相类,软与弱相类,缓与迟相类(软与迟相类)。

【注释】

①厥厥然:缩短的样子。

【译文】

散脉,就是浮大散乱无根之脉。散脉主气分有实邪而营血虚衰,这是气实血虚,轻取觉得虚大,稍重按便有些涣散不清楚,再加重按就摸不着了。

缓脉,脉来去的速度均较为迟缓,搏动比迟脉稍快一点。

迟脉,在一次呼吸时间内仅有三次跳动,所以脉搏起落过程是极其缓慢的。

结脉,脉来迟缓,时而有一次歇止,歇止后又再搏动。

代脉,搏动到一定的至数,必然要歇止一次,不能自行恢复,下一次搏动复又出现。出现结脉的预后尚好，代脉的预后差，可致死亡。

动脉，脉搏只见于关部上下，脉位短小，无头无尾的像豆粒般大点儿，动摇不定。

浮脉与芤脉的脉象互相类似，弦脉与紧脉的脉象互相类似，滑脉与数脉的脉象相类似，革脉与实脉的脉象互相类似，沉脉与伏脉的脉象互相类似，微脉与涩脉的脉象互相类似，软脉与弱脉的脉象互相类似，缓脉与迟脉的脉象互相类似。

| 关于歇止脉 | | | | | | | | | | |
|---|---|---|---|---|---|---|---|---|---|---|
| 正常脉：十息，脉动五十次 | | | | | | | | | | |
|  | 一息 | 二息 | 三息 | 四息 | 五息 | 六息 | 七息 | 八息 | 九息 | 十息 |
| 肺 | 一 | 六 | 十一 | 十六 | 二十一 | 二十六 | 三十一 | 三十六 | 四十一 | 四十六 |
| 心 | 二 | 七 | 十二 | 十七 | 二十二 | 二十七 | 三十二 | 三十七 | 四十二 | 四十七 |
| 脾 | 三 | 八 | 十三 | 十八 | 二十三 | 二十八 | 三十三 | 三十八 | 四十三 | 四十八 |
| 肝 | 四 | 九 | 十四 | 十九 | 二十四 | 二十九 | 三十四 | 三十九 | 四十四 | 四十九 |
| 肾 | 五 | 十 | 十五 | 二十 | 二十五 | 三十 | 三十五 | 四十 | 四十五 | 五十 |

| 一脏无气的歇止脉 | | | | | | | | | | |
|---|---|---|---|---|---|---|---|---|---|---|
|  | 一息 | 二息 | 三息 | 四息 | 五息 | 六息 | 七息 | 八息 | 九息 | 十息 |
| 肺 | 一 | 五 | 九 | 十三 | 十七 | 二十一 | 二十五 | 二十九 | 三十三 | 三十七 |
| 心 | 二 | 六 | 十 | 十四 | 十八 | 二十二 | 二十六 | 三十 | 三十四 | 三十八 |
| 脾 | 三 | 七 | 十一 | 十五 | 十九 | 二十三 | 二十七 | 三十一 | 三十五 | 三十九 |
| 肝 | 四 | 八 | 十二 | 十六 | 二十 | 二十四 | 二十八 | 三十二 | 三十六 | 四十 |
| 肾 | | | | | | | | | | |

### 歇止脉比较表

| | 脉象 | 主病 |
|---|---|---|
| 促脉 | 脉来急数而时有一止，止无定数 | 气血痰饮，宿食停滞，痈肿实热。属阳盛而阴不和 |
| 结脉 | 脉来缓慢而时一止，止无定数 | 气壅痰滞，气郁不调，积聚癥瘕。属阴盛而阳不和 |
| 代脉 | 脉来较慢，止时良久，止有定数 | 脉气衰微，风症痛症，惊恐所伤，跌打损伤 |

## 二、平脉[①]早晏[②]法

【原文】

黄帝问曰：夫诊脉常以平旦，何也？岐伯对曰：平旦者，阴气未动，阳气未散，饮食未进，经脉未盛，络脉调均（《内经》作调匀），气血未乱，故乃可诊。过此非也（《千金》同，《素问》《太素》云：有过之脉）。切脉动静而视精明[③]，察五色，观五脏有余不足，六腑强弱，形之盛衰。以此参伍[④]，决死生之分。

【注释】

①平脉：此指辨别脉象。

②晏：晚。

③精明：眼睛。

④参伍：指各种诊法参互印证。

【译文】

黄帝问道：诊脉常在清晨之时，这是为什么呢？岐伯回答说：清晨之时，人身的阴气还没有扰动，阳气还没有宣散，也没有进饮食，经脉还不很充盛，络脉调和，气血不乱，因而可以诊脉，过了这个时间，就不那么适宜了。在诊察脉搏动静变化的同时，还应观察两目的神气，诊察五色的变化，以审脏腑之强弱虚实及形体的盛衰，相互参合比较，以判断疾病的预后。

脉诊是中医治疗疾病过程中一项重要内容。古人对脉诊的时间选择很重视，并且脉诊要与望色、观察人的外在形体等结合起来综合考察，以确保对疾病做出正确的判断。

脉诊的要点

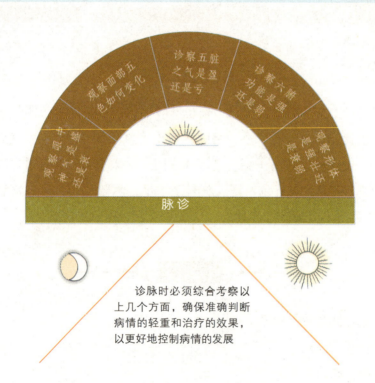

诊脉时必须综合考察以上几个方面，确保准确判断病情的轻重和治疗的效果，以更好地控制病情的发展

# 三、分别三关境界脉候所主

**【原文】**

从鱼际①至高骨②（其骨自高），却行一寸，其中名曰寸口。从寸至尺，名曰尺泽③，故曰尺寸。寸后尺前名曰关。阳出阴入，以关为界。阳出三分，阴入三分，故曰三阴三阳。阳生于尺动于寸，阴生于寸动于尺。寸主射④上焦，出头及皮毛竟⑤手。关主射中焦，腹及腰。尺主射下焦，少腹至足。

人体有经脉、络脉和孙脉，浮于体表肉眼可见的为络脉。通过观察手掌鱼际部络脉的颜色变化，可以了解自己身体的健康状况。

观察鱼际的络脉，判断身体病变

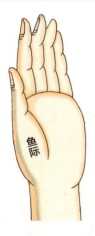

| 络脉颜色 | 所主病症 |
| --- | --- |
| 青 | 寒邪凝滞产生疼痛 |
| 赤 | 有热象 |
| 突然呈现出黑色 | 留滞已久的痹病 |
| 兼有赤、黑、青三色 | 寒热错杂的病症 |
| 颜色发青且脉络短小的 | 元气衰少的征象 |

**【注释】**

①鱼际：手掌拇指侧肌肉隆起处称为鱼，鱼的边缘称为鱼际。鱼际穴在拇指掌指关节后第一掌骨（手掌面）的二分之一的地方。

②高骨：指前臂内侧腕后的桡骨茎突。

③尺泽：此指寸口脉后半部的尺脉部位。

④射：测度。

⑤竟：终，尽止。

## 【译文】

由鱼际到高骨（桡骨茎突），向后退行一寸，叫作寸口。从寸口到尺部，称为尺泽，所以名叫尺寸。寸之后尺之前，称为关，阳气出，阴气入，都是以关为界。阳出三分，阴入三分，因此称作三阴三阳。阳气发生在尺部，搏动在寸口，阴气发生在寸口，而搏动在尺部。寸口主候上焦，出于头及皮毛到手为止。关部主候中焦，到腹及腰为止。尺部主候下焦，由少腹到足部而止。

### 八种寸口分候脏腑学说的比较

| 学说 | 寸 | | 关 | | 尺 | |
|---|---|---|---|---|---|---|
| | 左 | 右 | 左 | 右 | 左 | 右 |
| 内经 | 心 | 肺 | 肝 | 脾 | 肾 | 肾 |
| | 膻中 | 胸中 | 膈 | 胃 | 腹中 | 腹中 |
| 难经 | 心 | 肺 | 肝 | 脾 | 肾 | 肾 |
| | 小肠 | 大肠 | 胆 | 胃 | 膀胱 | 命门 |
| 脉经 | 心 | 肺 | 肝 | 脾 | 肾 | 肾 |
| | 小肠 | 大肠 | 胆 | 胃 | 膀胱 | 三焦 |
| 备急千金要方 | 心 | 肺 | 肝 | 脾 | 肾 | 肾 |
| | 小肠 | 大肠 | 胆 | 胃 | 膀胱 | 膀胱 |
| 诊家枢要 | 心 | 肺 | 肝 | 脾 | 肾（命门） | 命门 |
| | | | | | | 心包络 |
| | 小肠 | 大肠 | 胆 | 胃 | 膀胱 | 三焦 |
| 濒湖脉学 | 心 | 肺 | 肝 | 脾 | 肾 | 肾 |
| | | | | | 膀胱 | |
| | 膻中 | 胸中 | 胆 | 胃 | 小肠 | 大肠 |
| 景岳全书 | 心 | 肺 | 肝 | 脾 | 肾 | 肾 |
| | | | | | | 三焦 |
| | | | | | 膀胱 | 命门 |
| | 心包络 | 膻中 | 胆 | 胃 | 大肠 | 小肠 |
| 医宗金鉴 | 心 | 肺 | 肝 | 脾 | 肾 | 肾 |
| | | | | | 膀胱 | |
| | 膻中 | 胸中 | 膈胆 | 胃 | 小肠 | 大肠 |

# 四、辨尺寸阴阳荣卫度数

**【原文】**

夫十二经皆有动脉①,独取寸口②,以决五脏六腑死生吉凶之候者,何谓也?然:寸口者,脉之大会③,手太阴之动脉也。人一呼脉行三寸,一吸脉行三寸④,呼吸定息⑤,脉行六寸。人一日一夜,凡一万三千五百息,脉行五十度⑥,周于身。漏水下百刻⑦,荣卫⑧行阳二十五度,行阴亦二十五度⑨,为一周⑩(晬时也)。故五十度而复会于手太阴。太阴者,寸口也,即五脏六腑之所终始,故法取于寸口。

**【注释】**

①十二经皆有动脉:十二经,是手足三阴三阳十二经脉的简称。动脉,指经脉循行部位上的搏动应手处。据《针灸甲乙经》所载各经动脉应手处的穴位是:手太阴肺经,中府、云门、天府、侠白、尺泽、经渠;手少阴心经,极泉、少海;手厥阴心包经,劳宫;手阳明大肠经,合谷、阳溪、五里;手太阳小肠经,天窗;手少阳三焦经,和髎;足阳明胃经,大迎、下关、人迎、气冲、冲阳;足太阳膀胱经,委中;足少阳胆经,听会、上关;足太阴脾经,箕门、冲门;足少阴肾经,太溪、阴谷;足厥阴肝经,太冲、行间、五里、阴廉。

②独取寸口:是指单独切按桡骨茎突内侧一段桡动脉的搏动。根据其脉动形象,以推测人体生理、病理状况的一种诊察方法。

③大会:总会聚、会和。

④人一呼脉行三寸,一吸脉行三寸:《灵枢·五十营》作"人一呼脉再动,气行三寸,一吸脉亦再动,气行三寸"。《针灸甲乙经·卷一第九》"脉"作"气"。

⑤定息:一呼一吸为一息,一息终了称为定息。

⑥五十度：周身十六丈二尺为一度。五十度共八百一十丈。

⑦漏水下百刻：漏水，即铜壶滴漏。古人用铜壶贮水，水滴下漏于受水壶，壶中铜人抱一漏箭，箭上按每日百刻为计时标准。漏水下百刻，即一昼夜的时间。

⑧荣卫：即营卫。

⑨行阳二十五度，行阴亦二十五度：阳是指白天，阴是指夜间，度是指在全身环绕一个周次。营卫的循行，是循着不同的径路，分别在体内运转。行于阳，行于阴各二十五度，就是营卫在一昼夜之中，各在全身运转了二十五周，然后做总的会合。

⑩一周：是指一昼一夜，也是指呼吸了一万三千五百息，及营卫在体内运转五十周次所经历的时间。

营气即营养全身之气，必须不断循行于人体才能保证生命的持续。营气的循行与经气在人体的循行一样，也是一昼夜50个周次，且日行于阳，夜行于阴。 营气的循行

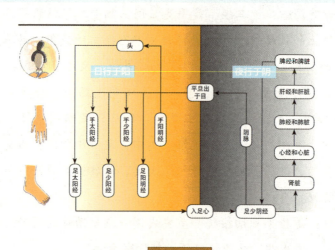

【译文】

十二经都有动脉，单独切按寸口的脉象，诊断五脏六腑疾病的轻重和预后良恶，这是什么道理呢？答：如此寸口部位，是十二经脉之气总会合的地方，为手太阴肺经经脉的搏动处。健康人一呼脉气行三寸，一吸脉气也行三寸，一次呼吸完成，脉行六寸。人在一昼夜中，一般呼吸一万三千五百次，

经脉之气环行五十周次,环绕全身。在一昼夜的时间里,营气和卫气在白天循行二十五周次,在黑夜也循行二十五周次,总称一周,所以五十周次重又会于手太阴肺经的寸口。手太阴肺经的脉气,又反映在寸口部位,是五脏六腑气血循环的起止点,所以诊脉采用独取寸口的诊法。

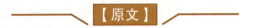

【原文】

脉有尺寸,何谓也?然:尺寸者,脉之大会要也。从关①至尺是尺内,阴之所治②也;从关至鱼际是寸口内,阳之所治③也。故分寸为尺,分尺为寸。故阴得尺内一寸,阳得寸内九分。尺寸终始一寸九分,故曰尺寸也。

【注释】

①关:诊脉的部位名称。它的位置在掌后高骨,即寸部和尺部的中间,也就是尺和寸的分界之处,所以称为关。

②阴之所治:治,管理、治理。关后为阴,尺在关后,主候肾,所以说阴之所治。

③阳之所治:关为阳,寸在关前,主候心肺,所以说阳之所治。

【译文】

诊脉部位有尺和寸的名称,这是什么意思呢?答:尺和寸的部位,是脉气会合而极其紧要的地方。从关部到尺泽穴,是尺以内的部位,属于阴气所管理,可以候人体阴气的变化;从关部到鱼际穴,是寸以内的部位,属于阳气所管理,可以候人体阳气的变化。也就是说除去了从鱼际到关部的一寸,同身寸,向下就是尺部,除去了从尺泽到关部的一尺,同身寸一尺,向上就是寸部。但切按寸口脉不需要这样的长度,因此下指切脉的部位。阴是关部以下一尺之内的一寸,阳是关部以上一寸之内的九分。由尺到寸的止点和起点,共为一寸九分,因此称为尺寸。

## 【原文】

脉有太过,有不及①,有阴阳相乘②,有覆有溢③,有关有格④,何谓也?然:关之前者,阳之动也,脉当见九分而浮。过者,法曰太过;减者,法曰不及。遂⑤上鱼为溢,为外关内格,此阴乘之脉也。关之后者,阴之动也,脉当见一寸而沉。过者,法曰太过;减者,法曰不及。遂入尺为覆,为内关外格,此阳乘之脉也。故曰覆溢,是其真脏之脉⑥也,人不病而死也。

### 正常与反常脉象

**正常脉**

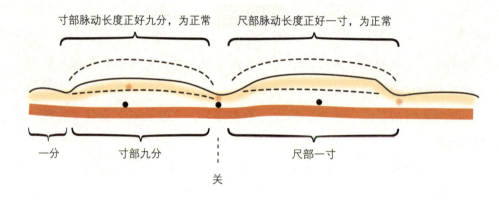

**不及**

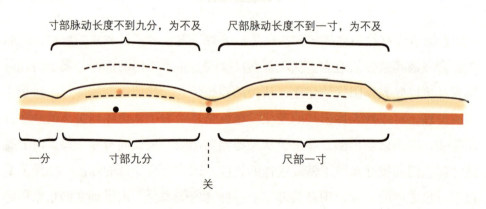

## 太过

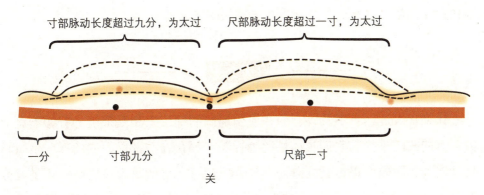

## 溢脉与覆脉

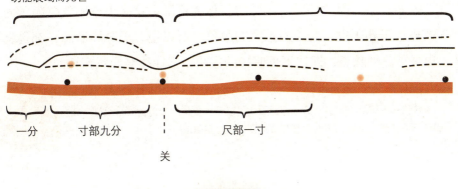

【注释】

①太过，不及：脉搏超过正常位置的为太过，反之为不及。

②阴阳相乘：指脉象与部位的反常。阳，指寸部。阴，指尺部。乘，是乘袭、侵犯之意。

③覆，溢：形容两种反常的脉象。覆是覆盖，有自上而下覆盖的含义；溢是满溢，有自内向外溢的含义。

④关，格：关是关闭；格是格拒。都是指人体阴阳之气发生了内外阻隔不通的危象。

⑤遂：形容过盛之脉直前无阻的状态。

⑥真脏之脉：临床上称之为"胃气将绝"，就是脉象缺乏和缓之意。是因阴阳气隔绝而产生的，往往发现于病人濒死之前。

【译文】

脉象有太过，有不及，有的在属阴属阳的部位上相互乘袭，有的下覆上溢，有的关闭格拒，它们具体情况怎样呢？答：在关部以前的寸部，是阳脉搏动之处，脉象应该是长九分而呈浮象。超过九分的是太过之脉；不足九分的是不及之脉。若阴气太盛逼使寸脉之气向上冲入鱼际，而尺部反而无脉的，称为溢脉。这是由于阳气被关闭于外，阴气格拒于内所致，为阴胜乘阳的脉象。在关部以后的尺部，是阴脉搏动之处，脉形应该是长一寸而现沉象。超过一寸的是太过之脉，不足一寸的是不及之脉。若阳气太盛逼使寸脉之气下移入尺部，而寸部反而无脉的，称为覆脉。这是由于阳气关闭于内，阴气被格拒于外所致，为阳胜乘阴的脉象。所以说，覆脉和溢脉，都是真脏脉，出现了此种脉象，即使不见明显的症状，也往往会导致死亡的。

人体要靠五脏之气营养全身，但五脏之气必须依靠胃气才能运营。否则，如果胃气不能与脏气一并运行，呈现出真脏脉，人就会死亡。

胃是五脏精气衰、旺的根本

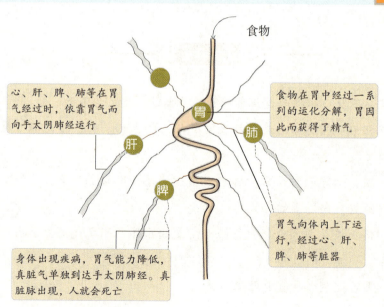

# 五、平脉视人大小长短男女逆顺法

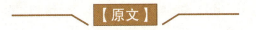

凡诊脉，当视其人大小、长短及性气缓急。脉之迟速、大小、长短，皆如其人形性者，则吉。反之者，则为逆也。脉三部大都欲等，只如小人、细人、妇人，脉小软。小儿四五岁，脉呼吸八至①，细数者，吉。（《千金翼》云：人大而脉细，人细而脉大，人乐而脉实，人苦而脉虚，性急而脉缓，性缓而脉躁，人壮而脉细，人羸而脉大，此皆为逆，逆则难治。反此为顺，顺则易治。凡妇人脉常欲濡弱于丈夫。小儿四五岁者，脉自快疾，呼吸八至也。男左大为顺，女右大为顺。肥人脉沉，瘦人脉浮。）

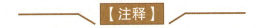

①脉呼吸八至：指四五岁小孩的脉搏呼吸定息应为八至。

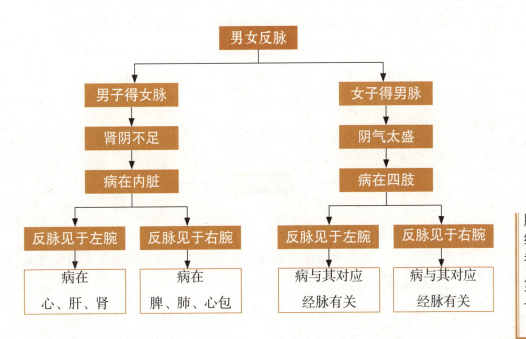

【译文】

大凡诊脉应当结合看病人的大小、高矮、心情的和缓或急躁。脉象的迟、速、大、小、长、短，都和其人的体形、性情相符的，就是顺象，反之则为逆象。脉的寸、关、尺三部，脉象要大概相等。只是像个子矮小、身体纤细的人、妇女，脉小而软；四五岁的小孩，一呼一吸脉跳动八次，且表现为细、数的，都为正常。

## 六、持脉轻重法

【原文】

脉有轻重，何谓也？然：初持脉①如三菽②之重，与皮毛相得者，肺部也（菽者，小豆。言脉轻如三小豆之重。吕氏作人豆。皮毛之间者，肺气所行，故言肺部也）。如六菽之重，与血脉相得者，心部也（心主血脉，次于肺，如六豆之重）。如九菽之重，与肌肉相得者，脾部也（脾在中央，主肌肉，故次心，如九豆之重）。如十二菽之重，与筋平者，肝部也（肝主筋，又在脾下，故次之）。按之至骨，举指来疾③者，肾部也（肾主骨，其脉沉至骨）。故曰轻重也。

【注释】

①持脉：即按脉、切脉。

②菽（shū）：豆类的总称，在此指大豆，是以大豆的重量来约略说明按脉所使用的指力。

③举指来疾：举指，轻按。来疾，脉来有力而急迫。

## 【译文】

诊脉的指法有轻有重,应该怎样掌握呢?开始按脉时,使用指压,如三粒大豆的重量,轻按在皮毛即可触知的脉象,是肺部脉;如六粒大豆的重量,按在血脉而触知的脉象,是心部脉;如九粒大豆的重量,按在肌肉之间可触知的脉象,是脾部脉;如十二粒大豆的重量,按之与筋相平,方可触知的脉象,是肝部脉;如按之触到骨,松指上举而轻按之,脉来疾速有力的,是肾部脉。所以说,按脉在指法上是有轻有重的。

寸口包括寸、关、尺三部,各有浮、中、沉三候,共九候。十二经脉贯穿全身,最后在手太阴的寸口部位聚合。所以,寸口为人体经脉之大汇,通过切寸口脉就可以诊断全身疾病。

**寸口为人体经脉之大汇**

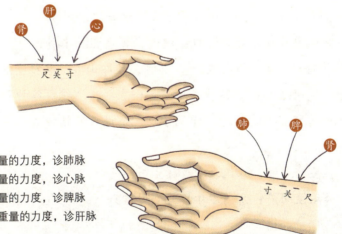

### 切脉的力度

使用指压如三粒黄豆重量的力度,诊肺脉
使用指压如六粒黄豆重量的力度,诊心脉
使用指压如九粒黄豆重量的力度,诊脾脉
使用指压如十二粒黄豆重量的力度,诊肝脉
按至骨骼,诊肾脉

## 七、两手六脉所主五脏六腑阴阳逆顺

【原文】

《脉法赞》①云：肝心出左，脾肺出右，肾与命门，俱出尺部，魂魄谷神，皆见寸口②。左主司官③，右主司府④。左大顺⑤男，右大顺女。关前一分，人命之主。左为人迎，右为气口。神门决断⑥，两在关后。人无二脉，病死不愈。诸经损减，各随其部。察按阴阳，谁与先后（《千金》云：三阴三阳，谁先谁后）？阴病治官，阳病治府。奇邪所舍，如何捕取？审而知者，针入病愈。

【注释】

①《脉法赞》：古代关于脉法的专著，已失传。

②魂魄谷神，皆见寸口：魂魄，《灵枢·本神》："随神往来者，谓之魂。并精出入者，谓之魄。" 谷神，谷即山谷，象征空虚。神，有变化莫测之意。《老子》："谷神不死。"合言之，"魂魄谷神"，即人的精神活动变化的规律。魂魄谷神，皆见寸口，是说人的精神活动的变化均可反映到寸口脉上。

③左主司官：意谓左寸口脉主司候气。

④右主司府：意谓右寸口脉主司候血。

⑤顺：和谐。

⑥决断：判断肾阴与肾阳的变化。

【译文】

《脉法赞》云：左手寸部主候心，关部主候肝，右手寸部主候肺，关部主候脾，左手尺部候肾，右手尺部候命门，所以说肾与命门居两尺部。人的

《内经》中将腕至肘的皮肤分为三部分,内侧和外侧,左手和右手,共六部分。这六部分分别对应体内不同的位置,通过切这六部分的脉可以诊断疾病所在的部位。

**六部定位脉诊法**

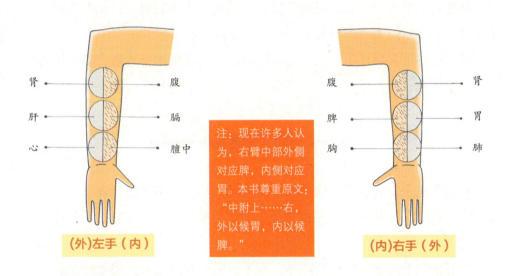

注:现在许多人认为,右臂中部外侧对应脾,内侧对应胃。本书尊重原文:"中附上……右,外以候胃,内以候脾。"

精神活动的变化规律,也都可以在寸口脉上反映出来。气与血的变化在脉象的反映是左手寸口脉主司诊候气的变化,右手寸口脉主司诊候血的变化。左为阳,右为阴。男子阳气偏盛,当以左手脉稍大于右手为顺。女子阴血偏盛,当以右手脉稍大于左手为好,故说男左女右。关脉前一分处为寸脉,主心与肺。左寸口脉又称人迎,右寸口脉又称气口。左右手两尺脉称为神门,神门能判断肾阴与肾阳的变化,尺脉在关脉之后。如果病人左右两尺脉都没有了,表示病情危重难以治愈。各条经脉如果有所损伤,都会在寸口脉的相应部位表现出来。通过望诊和切按来分辨脉之阴阳,从而测知病变的先后。如果是阴经的病变,应当先治脏;如果是阳经的病变,应当先治腑。对病邪所居留潜藏之处,怎样去探查清楚呢?只要审察疾病,明确病因病机,就可以针到病除。

【原文】

心部在左手关前寸口是也,即手少阴经也,与手太阳为表里,以小肠合为府。合于上焦,名曰神庭,在龟(一作鸠尾)下五分。

肝部在左手关上是也,足厥阴经也,与足少阳为表里,以胆合为府,合于中焦,名曰胞门(一作少阳),在太仓左右三寸。

肾部在左手关后尺中是也,足少阴经也,与足太阳为表里,以膀胱合为府,合于下焦,在关元左。

【译文】

心部在左手关之前的寸脉,属手少阴经,与手太阳经互为表里,同小肠相配合并以小肠为其腑,两经相交合于上焦的部位,名为神庭,在归尾穴下五分处。

肝部在左手关脉,属足厥阴经,与足少阳经互为表里,同胆相配合并以胆为其腑,两经相交合于中焦的部位,名为胞门,在太仓穴下左右旁开三寸处。

肾部在左手关后的尺脉,属足少阴经,与足太阳经互为表里,同膀胱相配合并以膀胱为其腑,两经相交合于下焦的部位,在关元穴的左侧。

【原文】

肺部在右手关前寸口是也,手太阴经也,与手阳明为表里,以大肠合为府,合于上焦,名呼吸之府,在云门。

脾部在右手关上是也,足太阴经也,与足阳明为表里,以胃合为府,合于中焦,脾胃之间,名曰章门,在季胁前一寸半。

肾部在右手关后尺中是也,足少阴经也,与足太阳为表里,以膀胱合为府,合于下焦,在关元右。左属肾,右为子户,名曰三焦。

【译文】

肺部在右手关前的寸脉，属手太阴经，与手阳明经互为表里，同大肠相配合并以大肠为其腑，两经相交合于上焦的部位，名为呼吸之府，在云门穴处。

脾部在右手关脉，属足太阴经，与足阳明经互为表里，同胃相配合并以胃为其腑，两经相交合于中焦脾胃之间的部位，名为章门，在季胁前一寸半处。

肾部在右手关后的尺脉，属足少阴经，与足太阳经互为表里，同膀胱相配合并以膀胱为其腑，两经相交合于下焦的部位，在关元穴的右侧。左尺部位属肾，右尺部为命门，在女子为子户，子户又别名三焦。

## 八、辨脏腑病脉阴阳大法

【原文】

脉何以知脏腑之病也？然：数者腑也，迟者脏也。数即有热，迟即生寒。诸阳为热，诸阴为寒。故别知脏腑之病也。（腑者阳，故其脉数；脏者阴，故其脉迟。阳行迟，病则数；阴行疾，病则迟。）

脉来浮大者，此为肺脉也；脉来沉滑如石，肾脉也；脉来如弓弦者，肝脉也；脉来疾去迟，心脉也。脉来当见①而不见为病。病有深浅，但当知如何受邪。

【注释】

①当见：指各脏所当显现的本脏脉象。如春当见肝之弦脉，夏当见心之钩脉，秋当见肺之毛脉，冬当见肾之石脉。

## 【译文】

怎样从脉象上区别和推断脏腑的疾病呢？答：数脉主腑病，迟脉主脏病。出现数脉的就是热证，出现迟脉的就是寒证。许多出现阳脉的病症多热证，出现阴脉的病症多见寒证。因此可以根据脉象的迟数来区别和推断脏腑的病变。

脉来浮大的，此属肺脉；脉来沉滑如石的，此属肾脉；脉来好像弓弦的，此属肝脉；脉较急促，去时较慢的，此属心脉。在一定的季节中应当出现相应的脉象而没有出现，是病脉。病有深重轻浅之分，但更重要的在于知道怎样感受邪气而发病。

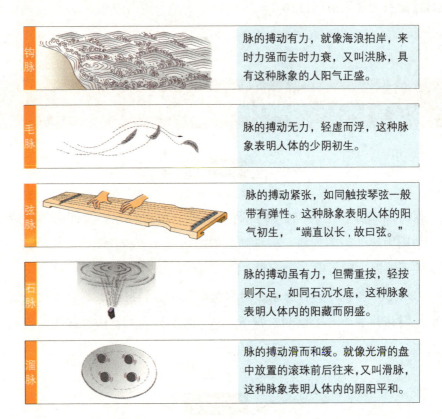

钩脉：脉的搏动有力，就像海浪拍岸，来时力强而去时力衰，又叫洪脉，具有这种脉象的人阳气正盛。

毛脉：脉的搏动无力，轻虚而浮，这种脉象表明人体的少阴初生。

弦脉：脉的搏动紧张，如同触按琴弦一般带有弹性。这种脉象表明人体的阳气初生，"端直以长，故曰弦。"

石脉：脉的搏动虽有力，但需重按，轻按则不足，如同石沉水底，这种脉象表明人体内的阳藏而阴盛。

溜脉：脉的搏动滑而和缓。就像光滑的盘中放置的滚珠前后往来，又叫滑脉，这种脉象表明人体内的阴阳平和。

# 九、辨脉阴阳大法

**【原文】**

脉有阴阳之法，何谓也？然：呼出心与肺，吸入肾与肝，呼吸之间，脾受谷味也，其脉在中。浮者阳也，沉者阴也，故曰阴阳。

**【译文】**

脉象有阴脉、阳脉之分，说的是什么意思呢？答：向外呼气的时候与心和肺两脏有关，向里吸气的时候与肾和肝两脏有关，在呼吸的过程中间，由脾脏所主，脾脏接受水谷饮食五味之气，它的脉位在中焦。浮脉属阳，沉脉属阴，所以说脉有阴阳脉象的区别。

**【原文】**

心肺俱浮，何以别之？然：浮而大散者，心也；浮而短涩者，肺也。肾肝俱沉，何以别之？然：牢而长者，肝也；按之软，举指来实者，肾也。脾者中州[1]，故其脉在中（《千金翼》云：迟缓而长者，脾也）。是阴阳之脉也。脉有阳盛阴虚，阴盛阳虚，何谓也？然：浮之损小[2]，沉之实大，故曰阴盛阳虚；沉之损小，浮之实大，故曰阳盛阴虚。是阴阳虚实之意也。（阳脉见寸口，浮而实大，今轻手浮之更损减而小，故言阳虚；重手按之反更实大而沉，故言阴实。）

**【注释】**

①中州：古地区名，即中土、中原。由于脾居中焦，位于五脏中心，故喻为中州。

②损小：形容脉来细软而有不足的现象。

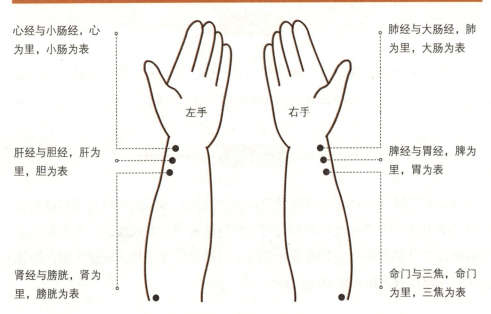

王叔和六部脏腑配属图示

## 【译文】

心和肺都是浮脉，应该怎样区分呢？答：浮而脉形较大且有放散之感，就是心脉；浮而脉体较短且略感滞涩的，就是肺脉。肝和肾都是沉脉，应该怎样区别呢？答：牢而脉形较长的，就是肝脉；重按较濡，举指轻按时又较有力的，就是肾脉。脾居中焦，所以它从容和缓的脉象包含在浮沉之中，掌握这几点就可以区别脉象的阴阳。脉象有偏于阴盛阳虚，或偏于阳盛阴虚的，为什么这样说呢？答：浮取感到脉象减弱细小，沉取感到脉象充实洪大，因此叫作阴盛阳虚。沉取感到脉象减弱细小，浮取感到脉象充实洪大，因此叫作阳盛阴虚。这就是从脉位、脉象上来分辨阴阳虚实的意思。

### 【原文】

经言：脉有一阴一阳，一阴二阳，一阴三阳；有一阳一阴，一阳二阴，一阳三阴。如此言之，寸口有六脉俱动耶？然：经言如此者，非有六脉俱动也，谓浮、沉、长、短、滑、涩也。浮者阳也，滑者阳也，长者阳也；沉者阴也，涩者阴也，短者阴也。所以言一阴一阳者，谓脉来沉而滑也；一阴二阳者，谓脉来沉滑而长也；一阴三阳者，谓脉来浮滑而长，时一沉也。所以言一阳一阴者，谓脉来浮而涩也；一阳二阴者，谓脉来长而沉涩也；一阳三阴者，谓脉来沉涩而短，时一浮也。各以其经所在，名病之逆顺①也。

### 【注释】

①逆顺：这里是概括多方面相反的现象，如病变的轻重、预后的良恶、病情与四季气候的是否适应、脉象的正常和反常等。

### 【译文】

医经上说：脉象有一阴一阳，一阴二阳，一阴三阳；又有一阳一阴，一阳二阴，一阳三阴。照这样的说法，难道寸口部位有六种脉象一起搏动吗？答：这样说，并不是说六种脉象一起搏动，而是说脉有浮、沉、长、短、滑、涩六种脉象。浮是阳脉，滑是阳脉，长是阳脉；沉是阴脉，短是阴脉，涩是阴脉。所云一阴一阳，就是指脉来沉而兼滑；一阴二阳，是指脉来沉滑而长；一阴三阳，是指脉来在浮滑而长之中，有时又出现一沉象。所谓一阳一阴，就是指脉来浮而兼涩；一阳二阴，是指脉来长而沉涩；一阳三阴，是指脉来在沉涩而短之中，有时又现一浮象。应分别用各经（十二经）所在部位，以判断病的逆和顺。

**【原文】**

凡脉大为阳，浮为阳，数为阳，动为阳，长为阳，滑为阳；沉为阴，涩为阴，弱为阴，弦为阴，短为阴，微为阴，是为三阴三阳也。阳病见阴脉者，反也，主死；阴病见阳脉者，顺也，主生。

**【译文】**

一般来说，脉大属阳，浮脉属阳，数脉属阳，动脉属阳，长脉属阳，滑脉属阳；沉脉属阴，涩脉属阴，弱脉属阴，弦脉属阴，短脉属阴，微脉属阴，这就是脉象的三阴三阳。阳病见阴脉的，为逆证，主死或病情重预后不佳；阴病见阳脉的，为顺证，主病情轻预后较好。

**【原文】**

关①前为阳，关后为阴。阳数则吐血，阴微则下利；阳弦则头痛，阴弦则腹痛；阳微则发汗②，阴微则自下；阳数口生疮，阴数加微，必恶寒而烦挠不得眠也。阴附阳则狂，阳附阴则癫。得阳属腑，得阴属脏。无阳则厥，无阴则呕。阳微则不能呼，阴微则不能吸，呼吸不足，胸中短气。依此阴阳以察病也。

**【注释】**

①关：诊脉的部位名称。它的位置在掌后高骨，即寸部和尺部的中间，也就是尺和寸的分界之处，所以称为关。

②发汗：此指出汗的症状。

## 【译文】

关部的前方为寸部，属阳；关部的后方为尺部，属阴。寸脉数多见吐血，尺脉数多见下利；寸脉弦多见头痛，尺脉弦多见腹痛；寸脉微多见汗出，尺脉微多见自下；寸脉数多见生疮，尺脉数而兼微，必恶寒而烦躁、不得安眠。尺、寸部俱见阳盛之脉的主狂证，尺、寸部俱见阴盛之脉的主癫证。表现为阳脉的病在腑，表现为阴脉的病在脏。寸部无脉多发为厥逆，尺部无脉多发为呕吐。寸部无脉可表现为呼气困难，尺部无脉可表现为吸气困难，呼吸都困难，导致胸中短气。可根据这些阴阳之脉来审察疾病。

## 【原文】

寸口脉浮大而疾者，名曰阳中之阳，病苦烦满，身热，头痛，腹中热。

寸口脉沉细者，名曰阳中之阴，病苦悲伤不乐，恶闻人声，少气，时汗出，阴气不通，臂不能举。

尺脉沉细者，名曰阴中之阴，病苦两胫酸疼，不能久立，阴气衰，小便余沥，阴下湿痒。

尺脉滑而浮大者，名曰阴中之阳，病苦小腹痛满，不能溺，溺即阴中痛，大便亦然。

## 【译文】

寸脉表现为浮大而快的，称为阳中之阳，症状表现为烦躁满闷，身体发热，头痛，腹中发热。

寸脉表现为沉细的，称为阳中之阴。症状表现为悲伤不快乐，厌烦听到他人的声音，短气，时有汗出，津血流行不畅，手臂不能上举。

尺脉表现为沉细的，称为阴中之阴。症状表现为两小腿酸疼，不能久立，阴气虚衰，小便余沥不尽，阴部湿痒。

尺脉表现为滑而浮大的，称为阴中之阳。症状表现为小腹疼痛胀满，小便不通，解小便时感觉前阴内疼痛，解大便时也是如此。

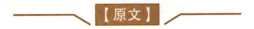
【原文】

尺脉牢而长，关上无有，此为阴干阳①，其人苦两胫重，少腹引腰痛。

寸口脉壮大，尺中无有，此为阳干阴，其人苦腰背痛，阴中伤，足胫寒。

夫风伤阳，寒伤阴。阳病顺阴，阴病逆阳。阳病易治，阴病难治。在肠胃之间，以药和之；若在经脉之间，针灸病已。

【注释】

①阴干阳：此指阴盛犯阳。

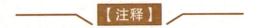
【译文】

尺脉表现牢而长，关部上却没有脉，这是阴盛犯阳，病人苦于两小腿沉重，少腹牵引到腰部疼痛。

寸脉表现为盛大有力，尺部却没有脉，这是阳盛犯阴，病人苦于腰背痛，前阴内损伤，足部小腿寒冷。

风邪伤人阳分，寒邪伤人阴分。阳分受损阴气未伤所以称为阳病顺阴，阴分受损多伤阳气所以称为阴病逆阳。所以阳病较易治疗，阴病较难治疗。病在肠胃之间，可以用药调和；如果病在经脉之间，用针灸治疗，可使痊愈。

# 十、平虚实

**【原文】**

人有三虚三实,何谓也?然:有脉之虚实,有病之虚实,有诊①之虚实。脉之虚实者,脉来软者为虚,牢者为实。病之虚实者,出者为虚,入者为实;言者为虚,不言者为实;缓者为虚,急者为实。诊之虚实者,痒者为虚,痛者为实;外痛内快为外实内虚,内痛外快为内实外虚。故曰虚实也。

**【注释】**

①诊:此指症状。

**【译文】**

人体患病有三虚三实,是指哪些情况而说的?答:有脉象方面的虚实,有病证方面的虚实,有证候方面的虚实。所谓脉象的虚实,一般是细软无力的属虚,坚紧有力的属实。所谓病证的虚实,一般由内病传变外出的属虚,由外病传变内入的属实;能言语如常的属虚,而不能言语的属实;进展徐缓的慢性病属虚,骤然发作的急性病属实。所谓诊候的虚实,有痒的感觉属虚,有痛的感觉属实。如果以手按之,身体外部疼痛而内无疼痛的,属外实内虚;以手按之,身体内部疼痛而外无疼痛的,属内实外虚,所以说疾病是有虚有实的。

**【原文】**

问曰:何谓虚实?答曰:邪气盛则实,精气夺则虚。何谓重实?所谓重实者,言大热病,气热脉满,是谓重实。

问曰：经络俱实如何？何以治之？答曰：经络皆实，是寸脉急而尺缓也，当俱治之。故曰滑则顺，涩则逆。夫虚实者，皆从其物类始。五脏骨肉滑利，可以长久。

【译文】

问道：什么叫作虚证实证？答：邪气壅盛的称为实证，精气被耗损的称为虚证。什么叫作重实呢？所谓重实，比如大热病，气盛而热，脉盛而满，就叫作重实。

问道：经与络都属实是怎样？怎样来治疗呢？答：经络皆都盛实，是指寸脉急滑而尺脉缓涩，经和络应该都治疗。所以说脉滑为顺证，脉涩为逆证。虚与实的道理，都可以从同类事物中通过取象比类的方法推求。如果气血在五脏骨肉的运行通畅，则生命可以长久。

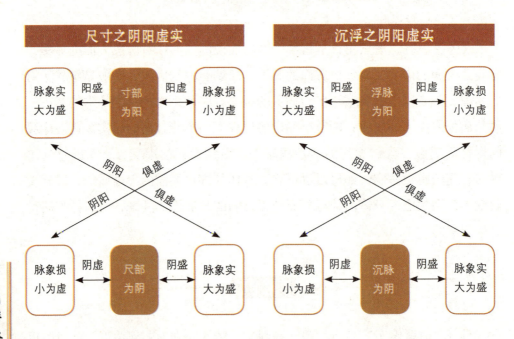

# 十一、从横逆顺伏匿[1]脉

### 【原文】

问曰：脉有相乘[2]，有从（仲景从字作纵[3]）字有横[4]，有逆[5]有顺[6]，何谓也？师曰：水行乘火，金行乘木，名曰从；火行乘水，木行乘金，名曰横；水行乘金，火行乘木，名曰逆；金行乘水，木行乘火，名曰顺。

### 【注释】

①伏匿（nì）：隐藏，躲藏。
②乘：克贼也。
③纵：纵任其气，乘其所胜。
④横：其气横逆，反乘其不胜。
⑤逆：子行乘母，以下犯上为背逆。
⑥顺：母行乘子，以尊临卑为言顺。

### 【译文】

问：脉有互相乘侮，有纵克，有横克，有逆克，有顺克，这是什么意思？师答：如水克火，金克木，克其所胜则放纵自如，所以叫作纵。火克水，木克金，反克己所不胜，则横行无忌，所以叫作横。水克金，火克木，子去克母，所以叫作逆。金克水，木克火，母来克子，所以叫作顺。

### 【原文】

经言：脉有伏匿者，伏匿于何脏，而言伏匿也？然：谓阴阳更相乘[1]、更相伏也。脉居阴部反见阳脉者，为阳乘阴也，脉虽时沉涩而短，此阳中伏阴；脉居阳部反见阴脉者，为阴乘阳也，脉虽时浮滑而长，此为阴中伏阳也。重阴②者癫，重阳③者狂。脱阳者见鬼，脱阴者目盲。

【注释】

①阴阳更相乘：阴是指尺部，或沉涩而短的脉象；阳是指寸部，或浮滑而长的脉象。更是变更，乘是乘袭，即乘虚侵袭到其他部位的意思。更相乘，就是阴部见阳脉，阳部见阴脉，阴阳相互乘袭，在原有的部位中出现其他不属于本部的脉象。

②重（chóng）阴：是指属阴的尺部见阴脉，属阳的寸部亦见阴脉。

③重阳：是指属阳的寸部见阳脉，属阴的尺部亦见阳脉。

【译文】

医经上说：脉象上有隐伏和匿藏，究竟隐伏匿藏在哪一脏的部位，才算是隐伏和匿藏呢？答：这是说明阴脉阳脉互相乘袭、互相隐伏。脉在属阴的尺部应见阴脉，反而出现浮滑而长的阳脉，就是阳脉乘袭阴部；在尺部虽见阳脉，但有时却夹有沉涩而短属阴的脉象，这就叫作阳中伏阴。脉在阳部反而出现沉涩而短的阴脉，就是阴脉乘袭阳部。在寸部虽见阴脉，但有时却夹杂着浮滑而长属阳的脉象，这就叫作阴中伏阳。尺寸部都见阴脉的，会发生癫症；尺寸部都见阳脉的，会发生狂病。阳气脱失的，病人会神志错乱，发生幻视；阴气脱失的，病人会目盲不能视物。

# 十二、辨灾怪恐怖杂脉

【原文】

问曰：脉有残贼[1]，何谓？师曰：脉有弦、有紧、有涩、有滑、有浮、有沉，此六脉为残贼，能与诸经作病。

问曰：尝为人所难，紧脉何所从而来？师曰：假令亡汗，若吐，肺中寒，故令紧；假令咳者，坐[2]饮冷水，故令紧；假令下利者，以胃中虚冷，故令紧也。

【注释】

①脉有残贼：残贼，伤害。脉有残贼，指邪气伤害人体所致病脉。
②坐：因为、由于。

【译文】

问：脉象中有邪气伤人的病脉，是怎么回事？老师答：脉象中有弦、有紧、有涩、有滑、有浮、有沉，这六种脉象即邪气伤人所致的病脉，是各经脉受到邪气的侵害而致的病变。

问：我曾被人诘问，紧脉是怎样产生的？老师答：假如出汗过多，或者呕吐，导致肺脏虚寒，可致紧脉；假如咳嗽的病人，由于喝冷水，致寒饮内停，也能产生紧脉；如果患虚寒腹泻，因胃中虚寒，同样可致紧脉。

【原文】

问曰：翕奄沉[1]名曰滑，何谓？师曰：沉为纯阴，翕为正阳，阴阳和合，故脉滑也。

问曰：脉有灾怪，何谓？师曰：假令人病，脉得太阳，脉与病形证相应，因为作汤，比还送汤之时，病者因反大吐若下痢（仲景痢字作利），病腹中痛。因问，言我前来脉时不见此证，今反变异，故是名为灾怪。因问何缘作此吐痢？答曰：或有先服药，今发作，故为灾怪也。

【注释】

①翕（xī）奄沉：脉来盛大，忽聚而沉，如转珠之状。

【译文】

问：脉搏浮动，忽然而沉，名叫滑脉，这是什么意思？师答：沉为少阴纯阴，翕为阳明正阳，浮沉起伏并见是阴阳和合之故，所以形成了圆转流利的滑脉。

问：脉有灾怪，这是什么意思？老师答：假使一个病人，脉象与证候都符合太阳病，因而给予治太阳病的汤药。回家后服汤药大约一顿饭时间，病人就出现大吐，或下利腹痛等症。医师说我先前来诊病时并无此症，现在忽然发生这样异常的变化，这名叫灾怪。又问：什么缘故现在发生呕吐腹泻？回答说：或许在前些时候，曾经服过其他的药，而现在发生了作用，所以会出现灾怪情况。

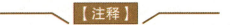

问曰：人病恐怖①，其脉何类？师曰：脉形如循丝，累累②然，其面白脱色。

问曰：人愧者，其脉何等类？师曰：其脉自浮而弱，面形乍白乍赤③。

问曰：人不饮，其脉何类？师曰：其脉自涩，而唇口干燥也。

【注释】

①恐怖：恐惧惊怕。
②累累：羸惫之貌，这里是形容脉的细小无力。
③乍白乍赤：一忽儿白，一忽儿红。

【译文】

问：人在恐惧惊怕的时候，脉的形态怎样呢？老师答：脉形好像用手指按丝线，纤细而连贯，同时，病人的面部失色而显苍白。

问：人羞愧时，脉有什么样的表现呢？老师答：脉象浮，并见面色忽红忽白。

问：人没有饮水，他的脉象怎样？师答：脉象涩而不流利，并且唇口干燥。

【原文】

言迟①者，风也；摇头言者，其里痛也；行迟者，其表强也；坐而伏者，短气也；坐而下一膝者，必腰痛；里实护腹如怀卵者，必心痛。师持脉，病人欠②者，无病也；脉之因伸者，无病也（一云呻者，病也）。假令向壁卧，闻师到不惊起，而目盻视③（一云反面仰视）。若三言三止，脉之，咽唾，此为诈病。假令脉自和，处言④此病大重，当须服吐下药，针灸数十百处，乃愈。

【注释】

①言迟：说话迟缓。
②欠：呵欠。
③盻（xì）视：怒视。
④处言：决断之意。处言，即断言。

【译文】

若说话迟钝不灵活的,是风病;说话摇头的,是里有疼痛的病症;行动迟缓的,是筋脉强急的病变;俯伏而坐的,是短气;不能正坐的,是腰痛;双手护腹,似怀抱鸡蛋不肯放手,惧怕人触碰的,为脘腹疼痛。医生给病人诊脉时,其打呵欠的,无病。医生给病人诊脉时,老是伸懒腰的,也是没有病。假使病人向壁而卧,听说医师来到,并不惊慌起身,却以目怒视,几次欲说病情却又不说,给他诊脉时,吞咽唾沫的,这是伪装的假病。假使脉正常,可故意断言此病非常严重,必须服用大吐大下的药物,并须针灸数十百处之多,才能痊愈。

## 十三、迟疾短长杂脉法

【原文】

黄帝问曰:余闻胃气、手少阳三焦、四时五行脉法。夫人言脉有三阴三阳,知病存亡,脉外以知内,尺寸大小,愿闻之。岐伯曰:寸口之中,外别浮沉、前后、左右、虚实、死生之要,皆见寸口之中。脉从前来者为实邪,从后来者为虚邪,从所不胜来者为贼邪,从所胜来者为微邪,自病(一作得)者为正邪。外结者病痈肿,内结者病疝瘕①也。间来而急者,病正在心,癥气也。脉来疾者,为风也;脉来滑者,为病食也;脉来滑躁者,病有热也;脉来涩者,为病寒湿也。脉逆顺之道,不与众谋。

【注释】

①疝瘕:病名。或因风热与湿相结而致小腹热痛,溺窍流白色黏液;或因风寒气结,腹皮隆起,腹痛牵引腰背。

## 【译文】

黄帝问道：我听说过胃气、手少阳三焦、四时五行脉法理论。有人说脉有三阴三阳之分，由此而知道疾病的轻重死生，切按身体外部的脉象，就可以知道体内的情况，及尺寸部位大小的意义，希望能听一听这方面的理论。岐伯说：寸口脉之中，在外有浮沉、前后、左右的分别。病之虚实、人之死生的要领，都可反映在寸口脉之中。病脉中所反映的邪气，如果是从生我之脏传来的称为虚邪，从我生之脏传来的称为实邪，从克我之脏传来的称为贼邪，从我克之脏传来的称为微邪，由本脏之邪发病的称为正邪。体表邪气结聚的可形成痈肿病；体内邪气结聚的多患疝瘕病。脉搏动中时而出现急速之象的，说明邪在心中，是癥气病。脉来快疾的，多为风病；脉来滑利的，多为食积病；脉来滑而躁动的，主有热邪为病；脉来涩的，主寒湿为病。脉的逆顺之理，是不能同一般人商讨的。

## 【原文】

师曰：夫呼吸者，脉之头也。初持之来①疾去②迟，此为出疾入迟，为内虚外实；初持脉来迟去疾，此为出③迟入④疾，为内实外虚也。

## 【注释】

①~④来、去、出、入：气之呼出者为来为出，气之吸入者为去为入。

## 【译文】

老师说：人之呼吸，是计算脉搏的标准。初按脉搏时，脉来得快去得慢，这是呼气时脉快而吸气时脉慢，叫作内虚外实。初按脉搏时，脉来得慢去得快，这是呼气时脉慢而吸气时脉快，叫作内实外虚。

## 【原文】

脉数则在腑，迟则在脏。脉长而弦，病在肝（扁鹊云：病出于肝）。脉小血少，病在心（扁鹊云：脉大而洪，病出于心）。脉下①坚上虚，病在脾胃（扁鹊云：病出于脾胃）。脉滑（一作涩）而微浮，病在肺（扁鹊云：病出于肺）。脉大而坚，病在肾（扁鹊云：小而紧）。脉滑者多血少气，脉涩者少血多气，脉大者血气俱多（又云：脉来大而坚者血气俱实，脉小者血气俱少。又云：脉来细而微者血气俱虚）。沉细滑疾者热，迟紧为寒（又云：洪数滑疾为热，涩迟沉细为寒）。脉盛滑紧者病在外热，脉小实而紧者病在内冷。脉小弱而涩者谓之久病，脉滑浮而疾者谓之新病。脉浮滑，其人外热，风走刺②，有饮，难治。脉沉而紧，上焦有热，下寒，得冷即便下。脉沉而细，下焦有寒，小便数，时苦绞痛，下利重。脉浮紧且滑直者，外热内冷，不得大小便。

## 【注释】

①脉下：此指关脉。
②风走刺：此指风邪游走于体表，而见皮肤刺痛的病证。

## 【译文】

脉象数的为病在腑，脉迟的为病在脏。脉象长而弦的为病在肝。脉象小血少的为病在心。关脉坚实而寸脉虚弱的为病在脾胃。脉象滑而微浮的为病在肺。脉象大而坚实的为病在肾。脉象滑的多血少气，脉象涩的少血多气，脉象大者气血都多。脉象沉细滑疾的主热证，脉象迟紧的主寒证。脉象盛大滑紧的主病在表而有热，脉象小坚实而紧的主病在里有寒。脉象小弱而涩的主病程持久，脉象滑浮而疾的主暴起新病。脉象浮滑的，此人外有邪热，为风走刺病，如果病人素有饮证，则很难治愈。脉象沉而紧的，主上焦有热，下焦有寒，如果又感受外来的寒邪或内伤生冷，就会发生泄泻。脉象沉而细，主下焦有寒，小便频数，少腹绞痛，下痢，里急后重。脉象浮紧而滑，脉体挺直的，主表热里寒，大小便不通。

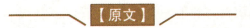

【原文】

脉洪大紧急，病速进在外，苦头发热、痈肿；脉细小紧急，病速进在中，寒为疝瘕、积聚，腹中刺痛。脉沉重①而直前绝者，病血在肠间；脉沉重而中散者，因寒食成癥②。脉直前而中散绝者，病消渴（一云病浸淫痛）。脉沉重，前不至寸口，徘徊绝③者，病在肌肉，遁尸④。脉左转而沉重者，气癥阳在胸中；脉右转出不至寸口者，内有肉癥。脉累累如贯珠不前至，有风寒在大肠，伏留不去；脉累累中止不至，寸口软者，结热在小肠膜中，伏留不去。脉直前左右弹者，病在血脉中，胚血⑤也；脉后而左右弹者，病在筋骨中也。脉前大后小，即头痛目眩；脉前小后大，即胸满短气。上部有脉，下部无脉，其人当吐，不吐者死；上部无脉，下部有脉，虽困⑥无所苦。

【注释】

①重：甚。
②癥：腹腔内包块，坚硬不移动，痛有定处的病证。
③绝：断。此指脉搏中止。
④遁尸：病名，指一种突然发作、以心腹胀满刺痛、喘急为主症的危重病症。
⑤胚（pēi）血：凝结的死血。
⑥困：窘迫。此指疾甚。

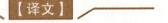

脉象洪大而紧急的，主发展迅速的表证，病人表现为头部发热、痈肿；

脉象细小紧急的，主发展迅速的里证，病人感受寒邪而形成疝瘕、积聚，腹中刺痛。脉沉甚而直，在前部出现断绝中止的，主瘀血结聚在肠间的病；脉沉甚而中现散象的，主寒冷饮食所形成的癥病。脉径直前来而其中时见散绝的，主消渴病。脉沉甚，前不能上至寸口，只在关尺部徘徊往来，而且脉搏时有中止的，主病在肌肉，为遁尸证候。脉搏向左转动而沉甚的，为气癥病，由阳邪结聚于胸中所致；脉搏右转动而不能出到至寸部的，主体内有肉癥病。脉来连续不断如珠连串，而又不能向前而至的，主有风寒在大肠，隐伏流连不去；脉连续而时有中止不至，寸口脉软的，主有邪热蕴结在小肠膜中，隐伏流连不去。脉径直前来左右弹指的，主病在血脉中，死血凝结为病；脉向后而左右弹指的，主病在筋骨之中。脉来前大后小，即是头痛目眩；脉来前小后大，即是胸满短气。寸部有脉，尺部无脉，此人应当用吐法治疗，不呕吐的会死亡；寸部无脉，尺部有脉，虽病而无大碍。

【原文】

夫脉者，血之府也。长则气治，短则气病，数则烦心，大则病进，上盛则气高，下盛则气胀，代则气衰，细则气少（《太素》细作滑），涩则心痛。浑浑革革①，至如涌泉，病进而危；弊弊绰绰②，其去如弦绝者，死。短而急者病在上，长而缓者病在下；沉而弦急者病在内，浮而洪大者病在外；脉实者病在内，脉虚者病在外。在上为表，在下为里；浮为在表，沉为在里。

【注释】

①浑浑（gǔn gǔn）革革（jí jí）：浑，通"滚"。浑浑，盛大的样子。革革，急速的样子。

②弊弊绰绰（chuò chuò）：此言脉搏模糊不清，若隐若现，跳动缓慢。

**【译文】**

脉道，为血液汇集的地方。如果见长脉，是气机调畅正常；如果见短脉，是气机不畅；如果见数脉，是心烦不安；如果见大脉，表明疾病发展；上部脉盛可见气逆喘急，下部脉盛可见腹满胀气；代脉表明脏气衰微，细脉表明气不足，脉涩可见心中疼痛。脉来盛大急速，如不断涌出的泉水滚滚而至，是疾病发展到危重阶段；脉来模糊不清，若隐若现，跳动缓慢，脉去如弦线突然断绝的，将会死亡。脉短而急速的病在上部，脉长而缓的病在下部；脉沉而弦急的病在内，脉浮而洪大的病在外；脉实的病在内，脉虚的病在外。病在上部的为表证，病在下部为里证；脉浮为病在表，脉沉为病在里。

## 十四、平人得病所起

**【原文】**

何以知春得病？无肝脉也。无心脉，夏得病；无肺脉，秋得病；无肾脉，冬得病；无脾脉，四季之月①得病。

**【注释】**

①四季之月：此指四时的最后一个月份，即三月、六月、九月、十二月，属于脾土主治之时。

**【译文】**

怎么知道是春季所得的疾病？是因为没有肝脉。没有心脉，是在夏季得病；没有肺脉，是在秋季得病；没有肾脉，是在冬季得病；没有脾脉，是在四个季月中得病。

## 十五、诊病将差难已脉

**【原文】**

问曰：假令病人欲差①，脉而知愈②，何以别之？

师曰：寸关尺，大小、迟疾、浮沉同等。虽有寒热不解者，此脉阴阳为平复，当自愈。

人病，其寸口之脉与人迎之脉，大小及浮沉等者，病难已。

**【注释】**

①差：同瘥，即痊愈。
②脉而知愈：意为通过脉象而知即将痊愈。

**【译文】**

问：假如病人将要痊愈，通过脉象而知即将痊愈，应当怎样鉴别呢？老师答道：就脉象来说，如寸、关、尺三部的脉象大小、浮沉、迟数相等，虽然寒热的症状还没有解除，但这种脉象为阴阳和平的表现，由此可知，也是能够痊愈的。

人发病以后，其寸口脉和人迎脉在大小及浮沉等方面的表现都完全相同均等的，其疾病难以治愈。

# 脉经卷

## 第二

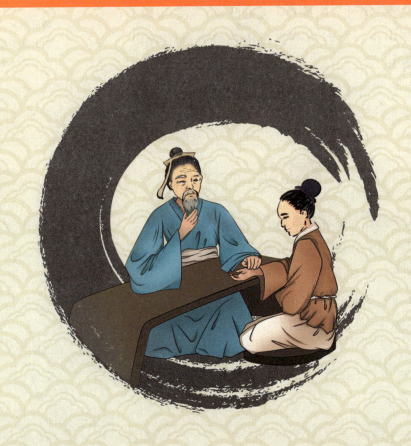

# 一、平三关阴阳二十四气脉

【原文】

左手关前寸口阳绝[1]者，无小肠脉也。苦脐痹[2]，小腹中有疝瘕，王[3]月（王字一本作五）即冷上抢心。刺手心主经，治阴。心主在掌后横理中（即大陵穴也）。

左手关前寸口阳实者，小肠实也。苦心下急痹（一作急痛）。小肠有热，小便赤黄。刺手太阳经，治阳（一作手少阳者，非）。太阳在手小指外侧本节陷中（即后溪穴也）。

左手关前寸口阴绝者，无心脉也。苦心下毒[4]痛，掌中热，时时善呕，口中伤烂。刺手太阳经，治阳。

左手关前寸口阴实者，心实也。苦心下有水气，忧恚[5]发之。刺手心主经，治阴。

**大陵**
腕掌横纹的中点处，掌长肌腱与桡侧腕屈肌腱之间

**后溪**
第五指掌关节后尺侧的远侧掌横纹头赤白肉际处

【注释】

①阳绝：指脉浮取虚弱无力。
②脐痹：指脐部气机闭塞而疼痛。
③王：通旺。
④毒：剧烈。
⑤恚（huì）：愤恨恼怒。

## 【译文】

左手关前寸部脉浮取虚弱无力的,是无小肠脉。病人脐部气机闭塞而疼痛,小腹中有疝瘕,如逢小肠当旺的季节,就有冷气逆上冲心。应当针刺手厥阴心包经,通过治其阴经,以达到调整阳经的目的,手厥阴心包经之穴在掌后横理中(即大陵穴)。

左手关前寸部脉浮取坚实有力的,是小肠有实邪。病人心下急痹,小肠有热,小便赤黄。应当针刺手太阳小肠经,通过治其阳经,以泻邪热,手太阳小肠经的穴位在手小指外侧本节凹陷中(即后溪穴)。

左手关前寸部脉沉取虚弱无力的,是无心脉。病人心下剧痛,手掌中热,经常发生呕吐,口中伤破糜烂。应当针刺手太阳小肠经,通过治其阳经,以达到调整阴经的目的。

左手关前寸部脉沉取坚实有力的,是心有实邪。病人心下有水气,在忧愁愤怒时候,病就发作。应当针刺手厥阴心包经,通过治其阴经,以泻实热。

## 【原文】

左手关上阳绝者,无胆脉也。苦膝疼,口中苦,眯目①善畏,如见鬼状,多惊,少力。刺足厥阴经,治阴。在足大指间(即行间穴也),或刺三毛中。

左手关上阳实者,胆实也。苦腹中实不安,身躯习习也。刺足少阳经,治阳。在足上第二指本节后一寸(第二指当云小指次指,即临泣穴也)。

左手关上阴绝者,无肝脉也。苦癃②,遗溺,难言,胁下有邪气,善吐。刺足少阳经,治阳。

左手关上阴实者,肝实也。苦肉中痛,动善转筋。刺足厥阴经,治阴。

**行间** 第一、第二趾间,趾蹼缘的后方赤白肉际处

## 【注释】

①眛目：指两眼眯离难睁，视物疲劳。
②癃：病名。小便不利，点滴而短少。

## 【译文】

左手关脉浮取虚弱无力的，是无胆脉。病人膝部疼痛，口苦，两眼视物不清，无因而恐惧，好像见鬼一样，多惊恐，少力气。应当针刺足厥阴肝经，通过治其阴经，以达到调整阳经的目的。足厥阴肝经的穴位在足大趾与次趾间（即行间穴），或针刺足大趾爪甲后方丛毛中。

左手关脉浮取坚实有力的，是胆有实邪。病人腹部胀痛，身躯躁动不安。应当针刺足少阳胆经，通过治其阳经，以泻其邪实。穴位在足背第二趾本节后一寸处（即临泣穴）。

左手关脉沉取虚弱无力的，是无肝脉。病人小便癃闭，遗尿，而难以对人启齿，胁下有邪气，喜吐。应当针刺足少阳胆经，通过治其阳经，以达到调整阴经的目的。

左手关脉沉取坚实有力的，是肝有实邪。病人肉中疼痛跳动，转筋，应当针刺足厥阴肝经，通过治其阴经，以泻其邪实。

## 【原文】

左手关后尺中阳绝者，无膀胱脉也。苦逆冷，妇人月使不调，王月则闭。男子失精，尿有余沥。刺足少阴经，治阴。在足内踝下动脉（即太溪穴也）。

左手关后尺中阳实者，膀胱实也。苦逆冷，胁下有邪气相引痛。刺足太阳经，治阳。在足小指外侧本节后陷中（即束骨穴也）。

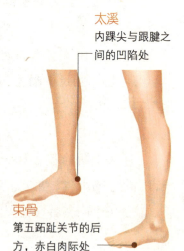

**太溪** 内踝尖与跟腱之间的凹陷处

**束骨** 第五跖趾关节的后方，赤白肉际处

左手关后尺中阴绝者，无肾脉也。苦足下热，两髀①里急，精气竭少，劳倦所致。刺足太阳经，治阳。

左手关后尺中阴实者，肾实也。苦恍惚，健忘，目视䀮䀮②，耳聋怅怅③，善鸣。刺足少阴经，治阴。

【注释】

①髀：即股骨，一般指大腿或大腿外侧。
②䀮䀮（huāng huāng）：目昏花，视物不清。
③怅怅（chàng chàng）：指耳聋，无所闻的样子。

【译文】

左手关后尺脉浮取虚弱无力的，是无膀胱脉。病人四肢逆冷，妇人月经不调，如逢膀胱当旺的季节，月经闭止；男子遗精，尿后有余沥。应当针刺足少阴肾经，通过治其阴经，以达到调整阳经的目的。足少阴肾经的穴位在足内踝下动脉处（即太溪穴）。

左手关后尺脉浮取坚实有力的，是膀胱有实邪。病人四肢逆冷，胁下有邪气互相牵引疼痛。应当针刺足太阳膀胱经，通过治其阳经，以泻其邪实。穴位在足小指外侧本节后陷中（即束骨穴）。

左手关后尺脉沉取虚弱无力的，是无肾脉。病人足底发热，大腿或大腿外侧拘急，精气不足，由劳累疲倦太过所致。应当针刺足太阳膀胱经，通过治其阳经，以达到调整阴经的目的。

左手关后尺脉沉取坚实有力的，是肾有实邪。病人精神恍惚，健忘，视物不清，耳聋不闻，容易耳鸣。应当针刺足少阴肾经，通过治其阴经，以泻其邪实。

## 【原文】

右手关前寸口阳绝者，无大肠脉也。苦少气，心下有水气，立秋节即咳。刺手太阴经，治阴。在鱼际间（即太渊穴也）。

右手关前寸口阳实者，大肠实也。苦肠中切痛，如锥刀所刺，无休息时。刺手阳明经，治阳。在手腕中（即阳谿穴也）。

右手关前寸口阴绝者，无肺脉也。苦短气咳逆，喉中塞，噫逆。刺手阳明经，治阳。

右手关前寸口阴实者，肺实也。苦少气，胸中满彭彭①与肩相引。刺手太阴经，治阴。

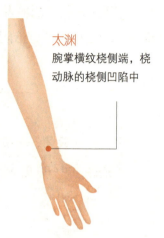

**太渊**
腕掌横纹桡侧端，桡动脉的桡侧凹陷中

## 【注释】

①彭彭：满盛的样子。

## 【译文】

右手关前寸脉浮取虚弱无力的，是无大肠脉。病人少气，心下有水气，到立秋节就发生咳嗽。应当针刺手太阴肺经，通过治其阴经，以达到调整阳经的目的。穴位在鱼际间（即太渊穴）。

右手关前寸脉浮取坚实有力的，是大肠有实邪。病人肠中绞痛，像锥刀所刺似的，没有间歇之时。应当针刺手阳明大肠经，通过治其阳经，以泻其邪实。穴位在手腕中（即阳溪穴）。

右手关前寸脉沉取虚弱无力的，是无肺脉。病人呼吸短气，咳嗽气逆，喉中梗塞，嗳气呃逆。应当针刺手阳明大肠经，通过治其阳经，以达到调整阴经的目的。

右手关前寸脉沉取坚实有力的，是肺有实邪。病人呼吸少气，胸中胀满壅盛，与肩部相牵引。应当针刺手太阴肺经，通过治其阴经，以泻其邪实。

### 【原文】

右手关上阳绝者，无胃脉也。苦吞酸，头痛，胃中有冷。刺足太阴经，治阴。在足大指本节后一寸（即公孙穴也）。

右手关上阳实者，胃实也。苦肠中伏伏[①]（一作愊愊），不思食物，得食不能消。刺足阳明经，治阳。在足上动脉（即冲阳穴也）。

右手关上阴绝者，无脾脉也。苦少气，下利，腹满，身重，四肢不欲动，善呕。刺足阳明经，治阳。

右手关上阴实者，脾实也。苦肠中伏伏如坚状，大便难。刺足太阴经，治阴。

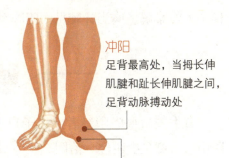

冲阳
足背最高处，当拇长伸肌腱和趾长伸肌腱之间，足背动脉搏动处

公孙
第一跖骨基底部的前下方，赤白肉际处

### 【注释】

①肠中伏伏：伏，隐伏。食滞不消痞闷感觉。

### 【译文】

右手关脉浮取虚弱无力的，是无胃脉。病人吞酸，头痛，胃中有寒。应当针刺足太阴脾经，通过治其阴经，以达到调整阳经的目的，穴位在足大趾本节后一寸（即公孙穴）。

右手关脉浮取坚实有力的，是胃有实邪。病人肠中阻滞，不想吃东西，吃完后不能消化。应当针刺足阳明胃经，通过治其阳经，以泻其邪实。穴位在足背动脉处（即冲阳穴）。

右手关脉沉取虚弱无力的，是无脾脉。病人少气，下利，腹满，身重，四肢不喜活动，容易呕吐。应当针刺足阳明胃经，通过治其阳经，以达到调整阴经的目的。

右手关脉沉取坚实有力的，是脾有实邪。病人肠中有所阻滞，似有硬样，大便难解。应当针刺足太阴脾经，通过治其阴经，以泻其邪实。

【原文】

右手关后尺中阳绝者，无子户①脉也。苦足逆寒，绝产，带下，无子，阴中寒。刺足少阴经，治阴。

右手关后尺中阳实者，膀胱实也。苦少腹满，引腰痛。刺足太阳经，治阳。

右手关后尺中阴绝者，无肾脉也。苦足逆冷，上抢胸痛，梦入水见鬼，善厌寐，黑色物来掩②人上。刺足太阳经，治阳。

右手关后尺中阴实者，肾实也。苦骨疼，腰脊痛，内寒热。刺足少阴经，治阴。

上脉二十四气事。

【注释】

①子户：原指女性阴道口，此指命门。
②掩：乘其不备而袭之。

【译文】

右手关后尺脉浮取虚弱无力的，是无子户脉（命门脉）。病人足部厥冷，妇人终身不孕，带下；男子不育，前阴寒冷。应当针刺足少阴肾经，通过治其阴经，以达到调整阳经的目的。

右手关后尺脉浮取坚实有力的，是膀胱有实邪。病人少腹胀满，牵引腰部作痛。应当针刺足太阳膀胱经，通过治其阳经，以泻其邪实。

右手关后尺脉沉取虚弱无力的，是无肾脉。病人足部厥冷，逆气上冲于胸作痛，梦到进入水中碰见鬼，睡时多噩梦，似有黑色的东西压在身上。应当针刺足太阳膀胱经，通过治其阳经，以达到调整阴经的目的。

右手关后尺脉沉取坚实有力的，是肾有实邪。病人骨节疼痛，腰脊痛，内发寒热。应当针刺足少阴肾经，通过治其阴经，以泻其邪实。

以上为二十四种脉象及其主病。

## 二、平奇经八脉病

【原文】

脉有奇经①八脉者，何谓也？然：有阳维、阴维，有阳跷、阴跷，有冲、有督、有任、有带之脉，凡此八脉者，皆不拘于经，故曰奇经八脉也。经有十二，络有十五，凡二十七，气相随上下，何独不拘于经也？然：圣人图设沟渠，通利水道，以备不虞②。天雨降下，沟渠溢满，霶霈③妄行，当此之时，圣人不能复图也。此络脉流溢，诸经不能复拘也。

【注释】

①奇经：奇经八脉与十二正经不同，既不直属脏腑，又无表里配合关系，"别道奇行"，故称"奇经"。

②不虞：不测。

③霶霈（páng pèi）：形容大雨的情景。

【译文】

　　经脉中有叫奇经八脉，是什么呢？答：经络系统中有阳维、阴维、阳跷、阴跷、冲脉、督脉、任脉和带脉。这八脉各自别道奇行，不受十二正经的约束，所以称为奇经八脉。又问：人体十二经脉，十五络脉，合共为二十七经络的脉气，都是相互随从着在全身上下循环周转，为什么独有奇经八脉的运行，不受这个经络系统的约束呢？答：譬如古代圣人规划着开挖沟渠，以通畅水道，原是为了防备不测的水灾，假如天降大雨，就会使沟渠里的雨水盈满外流。在这个时候，大量的雨水泛滥妄行，圣人也没有更好的办法堵水外流。这种情况，奇经八脉就是把满溢的气血蓄积起来，不随同十二经脉流注，十二经也不能再限制它了。

　　如图所示，十二经脉气血是按照肺经→大肠经→胃经→脾经→心经→小肠经→膀胱经→肾经→心包经→三焦经→胆经→肝经→肺经……依次流行不止、环周不休的。《内经》认为，当经脉脏腑发生病变时，正气常借该脏腑气血旺盛之时与邪气交争，正邪交争而病作，疾病在不同部位发作会有不同表现。

**十二经脉气血循环**

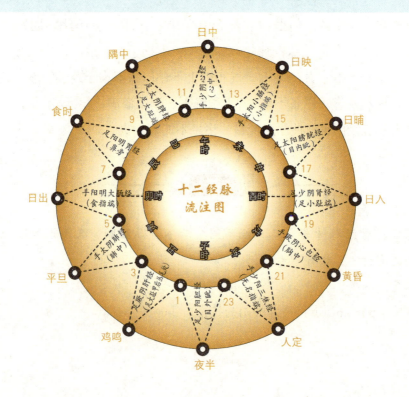

【原文】

奇经八脉者，既不拘于十二经，皆何起何系①也？然：阳维者，起于诸阳之会；阴维者，起于诸阴之交。阳维、阴维者，维络于身，溢蓄②不能环流溉灌诸经者也。阳跷者，起于跟中，循外踝而上行，入风池。阴跷者，亦起于跟中，循内踝而上行，至咽喉，交贯冲脉。冲脉者，起于关元，循腹里直上，至咽喉中（一云：冲脉者，起于气冲，并阳明之经，夹脐上行，至胸中而散也）。督脉者，起于下极之输，并于脊里，循背上，至风府。冲脉者，阴脉之海也；督脉者，阳脉之海也。任脉者，起于胞门子户，夹脐上行，至胸中（一云：任脉者，起于中极之下，以上毛际，循腹里，上关元，至喉咽）。带脉者，起于季肋（《难经》作季胁），回身一周。此八者，皆不系于十二经，故曰奇经八脉者也。

【注释】

①系：联属、连缀。
②溢蓄：即盈溢有余，积蓄留潴的意思。

【译文】

奇经八脉，既然不限制在十二经内，那么它们的循行是从哪里起始，又延续到达那些部位呢？答：阳维脉起于诸阳所会的地方，阴维脉起于诸阴所交之处。阳维脉与阴维脉，能够维系网络周身，二脉盈溢留蓄，不能环流灌溉于十二经中。阳跷脉，起于足根部，沿足外踝而上行，入风池穴处。阴跷脉，亦起于足根部，沿内踝上行而至咽喉，交叉贯穿于冲脉的循行部位。冲脉从关元穴开始，沿腹中直上到达咽喉中间。督脉，起于躯干最下部的会阴穴，沿着脊柱里面，上行到风府穴。冲脉为阴脉的总汇。督脉为阳脉的总汇。任脉是从胞门、子户穴开始，挟脐部两侧，向上而行，到达胸中。带脉是从季肋部开始，环绕腰部一周。这八种脉都不维系于十二经之内，所以被称为奇经八脉。

## 跷脉的循行路线

风池

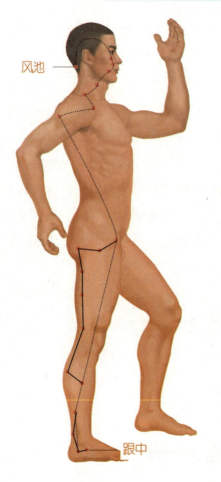

### 阳跷脉

阳跷脉，是足太阳之别脉。起于跟中申脉穴，循外踝上行，入风池穴。阴阳跷脉交会于目内眦，入属于脑。阳跷脉盛，则不易入睡。阳跷脉失调时，会出现肢体内侧肌肉弛缓而外侧拘急的病症

跟中

睛明

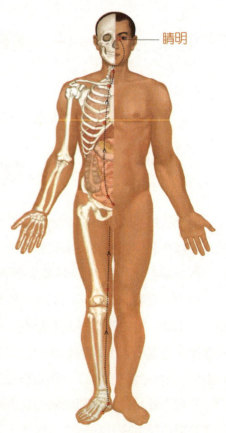

### 阴跷脉

阴跷脉，是足少阴肾经之别脉。起于跟中足少阴肾经之然谷穴，再循内踝上行腹股、生殖器、胸腹，再上行至咽喉，并至睛明穴。患阴跷脉疾病者，阳气不足，阴气偏盛，欲闭目而睡

### 【原文】

奇经之为病何如？然：阳维维于阳，阴维维于阴。阴阳不能相维，怅然失志①，容容②（《难经》作溶溶）不能自收持（怅然者，其人惊，即维脉缓，缓即令身不能自收持，即失志、善忘、恍惚也）。阳维为病，苦寒热；阴维为病，苦心痛（阳维为卫，卫为寒热。阴维为荣，荣为血，血者主心，故心痛也）。阴跷为病，阳缓而阴急（阴跷在内踝，病即其脉急，当从内踝以上急，外踝以上缓）。阳跷为病，阴缓而阳急（阳跷在外踝，病即其脉急，其人当从外踝以上急，内踝以上缓）。冲之为病，逆气而里急（冲脉从关元至喉咽，故其为病逆气而里急）。督之为病，脊强而厥（督脉在背，病即其脉急，故令脊强也）。任之为病，其内苦结，男子为七疝③，女子为瘕聚④（任脉起于胞门子户，故其病结为七疝、瘕聚）。带之为病，苦腹满，腰容容（《难经》作溶溶）若坐水中状（带脉者，回带人之身体，病即其脉缓，故令腰容容也），此奇经八脉之为病也。

### 【注释】

①怅然失志：形容失意而不痛快的样子。
②容容：疲倦乏力的样子。
③七疝：病名。中医认为疝气有七种，即冲疝、狐疝、癫疝、厥疝、瘕疝、癀疝、癃疝（上述七疝出于《素问》，与后世所论七疝不同）。
④瘕聚：指癥瘕与积聚一类的病证。

### 【译文】

奇经八脉发生病变的证候是怎样的？答：阳维脉是维系着全身属阳的经脉；阴维脉是维系着全身属阴的经脉。阴维脉和阳维脉不能起到相互维系的作用，就会使人感到精神恍惚、失去意志、体倦乏力，在动作上不能由自己来控制。阳维脉发病，多属表证而见发热恶寒。阴维脉发病，多为里证而见胸痹心痛。阴跷发病，则见下肢阳侧外踝以上和缓，而阴侧内踝以上拘急。阳跷发病，下肢阴侧内踝以上和缓，而阳侧的外踝以上拘急。冲脉发病，则气从少腹上冲，腹中急痛。督脉发生病变，会出现脊柱强直，甚至有昏厥的现象。任脉所发生的病证，见腹内急结，男子易患七疝，女子多生癥瘕积聚。带脉发病，则腹中胀满，腰部无力，如同坐在水中一样而软弱发凉。

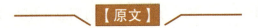

【原文】

诊得阳维脉浮者，暂<sup>①</sup>起目眩，阳盛实，苦肩息，洒洒如寒。

诊得阴维脉沉大而实者，苦胸中痛，胁下支满，心痛。

诊得阴维如贯珠者，男子两胁实，腰中痛；女子阴中痛，如有疮状。

诊得带脉，左右绕脐腹腰脊痛，冲阴股也。

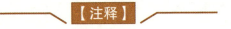

【注释】

①暂（zàn）：猝然、突然。

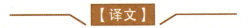

【译文】

诊得阳维脉象见浮的，突然发生目眩，这是阳气盛而又实所致，病患喘息抬肩，洒洒有寒状。

诊得阴维脉象沉大而实的，病患胸中痛，胁下感觉胀满而心痛。

诊得阴维脉如一串滑动的珠子的，在男子两胁满实，腰部痛；在女子阴中作痛，好像有生疮毒一样。

诊得带脉有病，左右回绕着脐腹及腰脊作痛，引向股内侧近阴处。

## 【原文】

两手脉浮之俱有阳，沉之俱有阴，阴阳皆实盛者，此为冲、督之脉也。冲、督之脉者，十二经之道路也。冲、督用事①则十二经不复朝于寸口，其人皆苦恍惚狂痴，不者，必当由豫②，有两心也。两手阳脉浮而细微，绵绵不可知，俱有阴脉，亦复细绵绵，此为阴跷、阳跷之脉也。此家曾有病鬼魅风死，苦恍惚，亡人为祸也。

诊得阳跷，病拘急；阴跷，病缓。

## 【注释】

①用事：当权。此为太过之意。
②由豫：同犹豫，迟疑不决。

## 【译文】

两手脉象，轻按俱见阳脉，重按俱见阴脉，若阴、阳都出现实盛脉象，这是冲脉和督脉的征象。按冲、督两脉是十二经通行的途径。如果属于奇经的冲、督二脉所主，那正经的十二脉不会朝于寸口，病人症见恍惚不定，如狂如痴。不然，也会有犹豫不决的心理。两手阳脉浮取细微，绵绵不绝，很难触知，同时重按均见阴脉，也是细小绵绵不断，这是阴跷、阳跷的脉象。这家必曾有患鬼魅的病及风病死亡的，病人精神恍惚不定，推测是死人为患所致。

诊得阳跷脉为病，证见拘急；诊得阴跷脉为病，证见弛缓。

## 【原文】

尺寸俱浮，直上直下，此为督脉。腰背强病，不得俯仰，大人癫病，小人风痫①疾。

脉来中央浮，直上下痛者，督脉也。动苦腰背膝寒，大人癫，小儿痫也，灸顶上三丸[2]。正当顶上。

尺寸脉俱牢（一作芤），直上直下，此为冲脉。胸中有寒疝也。

脉来中央坚实，径至关者，冲脉也。动苦少腹痛，上抢心，有瘕疝，绝孕，遗矢溺，胁支满烦也。

横寸口边丸丸[3]，此为任脉。苦腹中有气如指，上抢心，不得俯仰，拘急。

脉来紧细实长至关者，任脉也。动苦少腹绕脐，下引横骨，阴中切痛。取脐下三寸。

### 【注释】

①风痫：痫病之一种，多因风痰而起，常突然发作而昏倒，伴有抽搐、目上视，时发时止是其特点。

②三丸：此指艾灸三壮。古时一个艾炷称为一丸，灸一个艾炷称为一壮。

③丸丸：圆滑端直的样子。

### 【译文】

脉尺部寸部直上直下都是浮的，这是督脉发生病变的征象。症状可见腰背部强直而痛，无法俯仰，在大人则患癫疾，在小儿则是风痫病。

脉来时关部见浮，直上直下而动的，是督脉有病。腰背膝部寒冷，在大人为癫病，在小儿为痫病。灸头顶上三壮。

尺部寸部脉直上直下皆有牢象的，是冲脉有病。症状可见胸中有寒疝。

脉来中间坚实，直达关部的，是冲脉有病。少腹痛，上逆抢心，为瘕疝病，女子不孕，二便不禁，胁下胀满烦闷。

脉来横着寸口边，其状如珠丸，是任脉有病。腹中有气充斥，上逆抢心，无法俯仰，拘急不舒。

脉象紧细而实长至关部的，是任脉有病。此脉动，往往少腹部痛绕到脐下并牵引至横骨，阴中剧痛，在脐下三寸处取穴进行治疗。

# 脉经卷

## 第三

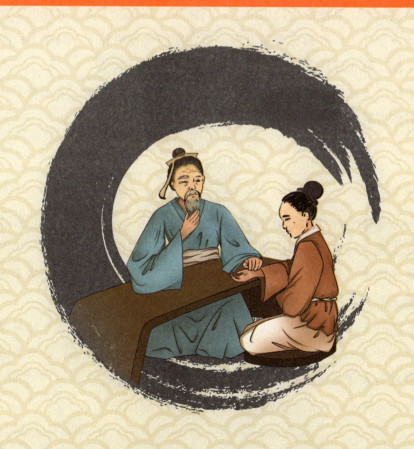

# 一、肝胆部

### 【原文】

肝象木（肝于五行象木），与胆合为腑（胆为清净之腑）。其经足厥阴（厥阴肝脉），与足少阳为表里（少阳，胆脉也，脏阴腑阳，故为表里）。其脉弦（弦，肝脉之大形也），其相①冬三月（冬水王木相），王②春三月，废③夏三月（夏火王木废），囚④季夏六月（季夏土王木囚），死⑤秋三月（秋金王木死）。其王⑥日甲乙，王时平旦、日出（并木也）。其困⑦日戊己，困时食时、日昳（并土也）。其死⑧日庚辛，死时晡时、日入（并金也）。其神魂（肝之所藏者魂），其主色，其养筋（肝气所养者筋），其候目（肝候出目，故肝实则目赤），其声呼，其色青，其臭臊⑨（《月令》云：其臭膻），其液泣（泣出肝），其味酸，其宜苦（苦，火味也），其恶辛（辛，金味），肝俞在背第九椎，募在期门（直两乳下二肋端）；胆俞在背第十椎，募在日月穴（在期门下五分）。

上新撰（并出《素问》诸经。昔人撰集，或混杂相涉，烦而难了，今抄事要分别五脏各为一部。）

### 【注释】

①②③④⑤相、王、废、囚、死：是五行之气在四时更迭消长的代名词。凡本气主时自旺的称为王；本气得助于所生之气的称为相；所生之气受本气资生而旺，子盛母衰，本气反衰称为废；本气所克之气旺反侮本气的称为囚；克本气之气的称为死。

⑥⑦⑧王、困、死：是脏腑与时日关系的代名词。凡脏腑与时日的五行之气相同称为王；脏腑的五行之气克时日的五行之气称为困；时日的五行之气克脏腑的五行之气称为死。

⑨其臭臊（sāo）：肝所主的气味为腥臊。

## 【译文】

肝脏在五行中属木，与胆腑相互配合、依赖。其经脉为足厥阴，与足少阳互为表里。肝的正常脉象为弦脉。肝气得助于冬季三个月，旺盛于春季三个月，衰废于夏季三个月，囚闭于季夏，即农历六月，衰亡于秋季三个月。旺日为甲日、乙日，旺时为卯时。困日为戊日、己日，困时为辰时、未时。死日为庚日、辛日，死时为申时、酉时。魂藏于肝，故其神主魂。其所主为色，肝藏血，其所养为筋。肝开窍于目，故可从目候察肝的病变。在五声中为呼。在五色中为青。五气中为腥膻。在五液中为泣。在五味中为酸。其所喜的是苦味。其所恶的是苦辛味。肝的俞穴位于背部上第九椎棘突下左右旁开各一寸半，募穴位于两乳下二肋端的期门穴；胆的俞穴位于背上第十椎棘突下左右旁开各一寸半，募穴位于期门下五分的日月穴。

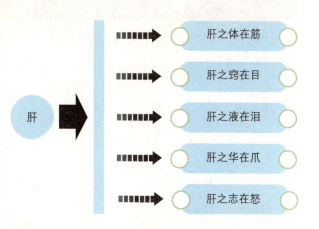

以上是新撰之文。

## 【原文】

冬至之后得甲子①。少阳起于夜半，肝家王。（冬至者，岁终之节。甲子日者，阴阳更始之数也。少阳，胆也，胆者，木也，生于水，故起夜半；其气常微少，故言少阳。云夜半子者，水也。）肝者，东方木（肝与胆为脏腑，故王东方，应木行也），万物始生，其气来软而弱，宽而虚（春少阳气，温和软弱，故万物日生焉），故脉为弦（肝气养于筋。故其脉弦强，亦法木体强也）。软即不可发汗，弱即不可下。宽者开，开者通，通者利，故名曰宽而虚。(言少阳始起尚软弱，入荣卫腠理开通，发即汗出不止；不可下，下之而泄利不禁。故言宽虚、通利也。)春以胃气为本,不可犯也。(胃者,土也,万物禀土而生,胃以养五脏,于肝王以胃气为本也。不可犯者,不可伤也。)

上四时经。

### 五脏声色臭味与寸口脉、尺肤诊的参应关系

| 五脏 | | 肝 | 心 | 脾 | 肺 | 肾 |
|---|---|---|---|---|---|---|
| 五行 | | 木 | 火 | 土 | 金 | 水 |
| 五声 | | 呼 | 言 | 歌 | 哭 | 呻 |
| 五臭 | | 臊 | 焦 | 香 | 腥 | 腐 |
| 五味 | | 酸 | 苦 | 甘 | 辛 | 咸 |
| 色脉相应 | 色 | 青 | 赤 | 黄 | 白 | 黑 |
| | 脉 | 弦而急 | 浮大而散 | 中缓而大 | 浮短而涩 | 沉濡而滑 |
| 脉尺相应 | 脉 | 急 | 数 | 缓 | 涩 | 滑 |
| | 尺 | 急 | 数(热) | 缓 | 涩 | 滑 |

【注释】

①冬至之后得甲子:冬至阴气极而一阳生。甲子,指甲子日,此为冬至后的第一个甲子日,为运历开始。

【译文】

冬至以后逢到的第一个甲子日,少阳之气起于夜半子时,为肝经当旺之时。肝在五行属木,位应东方。肝之脏气旺于春季,这时万物刚开始生长,生发之气常微弱,人应生发之气,故脉气来时温和软弱,宽虚通利,故脉呈弦象。脉软就不可用汗法,脉弱就不可用下法。春得宽则汗、开、通、利均能正常而不壅滞,因此称为宽而虚。春令以胃气为本,当养护胃气,不可损伤耗散胃气。

以上是论四时脉象之经文。

【原文】

黄帝问曰：春脉如弦，何如而弦？岐伯曰：春脉肝也，东方木也，万物之所以始生也，故其气来濡弱轻虚而滑，端直以长，故曰弦。反此者病。黄帝曰：何如而反？岐伯曰：其气来实而强，此谓太过，病在外；其气来不实而微，此谓不及，病在中。黄帝曰：春脉太过与不及，其病皆何如？岐伯曰：太过则令人善忘(忘当作怒)，忽忽眩冒①而癫疾②；不及则令人胸胁痛引背，下则两胁胠满。黄帝曰：善。

【注释】

①忽忽眩冒：精神恍惚不爽、眩晕冒闷。
②癫疾：又称巅疾，泛指头部的疾病，但多指各种头痛。

【译文】

黄帝问道：春时的脉象如弦，怎样才算弦？岐伯回答说：春脉主应肝脏，属东方之木。在这个季节里，万物开始生长，因此脉气来时，软弱轻虚而滑，端直而长，所以叫作弦，假如违反了这种现象，就是病脉。黄帝道：怎样算是相反呢？岐伯说：其脉气来，应指实而有力，这叫作太过，主病在外；如脉来不实而微弱，这叫作不及，主病在里。黄帝道：春脉太过与不及，发生的病变怎样？岐伯说：春季脉象太过时，人会出现健忘，眼睛看物体模糊，眩晕，出现头部疾病等症状；春季脉象不及时，人会出现胸部疼痛，疼痛直至背下，两胁胀满的症状。黄帝道：讲得对！

【原文】

肝脉来濡弱招招①，如揭竿末梢，曰平(《巢源》云：绰绰如按琴瑟之弦，如揭长竿曰平)。春以胃气为本。肝脉来盈实而滑，如循长竿，曰肝病。

肝脉来急而益劲，如新张弓弦，曰肝死。

真肝脉至，中外急，如循刀刃，责责然(《巢源》云：赜赜然)，如按琴瑟弦，色青白不泽，毛折，乃死。

春胃微弦曰平，弦多胃少曰肝病；但弦无胃曰死。有胃而毛，曰秋病；毛甚，曰今病。

【注释】

①招招：柔和起伏的样子。

【译文】

肝脏的正常脉象，柔软而弦长，如长竿之末梢一样的柔软摆动，这是肝的平脉。春季是以胃气为根本的，肝脏的病脉，脉搏充盈滑利，就像高举一根长竹竿的末梢，这是肝脏发生病变。肝脏的死脉，脉搏弦硬劲急，就像张开的弓弦，这是肝脏死亡之象。

肝脏的真脏脉象，浮取和沉取都劲急有力，就像摸刀口一样硬而锐利可怕或像按绷得很紧的琴瑟弦，病人面色青白无光泽，须发焦枯断折，就是要死亡了。

春季时，脉搏应当从容、柔和、滑利中又有弦象，这是胃气正常的脉象。如果弦象比较突出，从容、柔和、滑利之象不充足，是因为肝脏发生了病变。如果弦象强劲、急促，并且没有从容、滑利、柔和的现象，就是"没有胃气的脉象"，这样就会死亡。春季的脉搏从容、柔和、滑利，并且微弦中又有轻浮之象，到了秋季就容易生病，如果轻浮之象特别突出，现时就会生病。

【原文】

肝藏血，血舍魂。悲哀动中则伤魂，魂伤则狂妄不精，不敢正当人(不精不敢正当人，一作其精不守，令人阴缩)。阴缩而筋挛，两胁骨不举，毛悴色夭，死于秋。

春肝木王，其脉弦细而长，名曰平脉也。反得浮涩而短者(《千金》云：微涩而短)，是肺之乘肝，金之克木，为贼邪，大逆，十死不治(一本云：日、月、年数至三，忌庚辛)。反得洪大而散者(《千金》云：浮大而洪)，是心之乘肝，子之扶母，为实邪，虽病自愈。反得沉濡而滑者，是肾之乘肝，母之归子，为虚邪，虽病易治。反得大而缓者，是脾之乘肝，土之陵木，为微邪，虽病即差。

肝脉来濯濯①如倚竿，如琴瑟之弦，再至，曰平；三至，曰离经②，病；四至，脱精；五至，死；六至，命尽。足厥阴脉也。

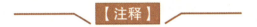

①濯濯（zhuó zhuó）：盛疾的样子。
②离经：违背正常规律。

【译文】

血藏于肝，魂居于肝血之中。肝因悲伤过度而伤及所藏之魂，魂伤则使人狂妄而无精神，精神不振则行动失常，进而前阴萎缩，筋脉拘挛，两胁肋骨疼痛，毛发断落，气色苍白，到秋季金旺时就会受克而死。

春天肝木当旺，脉见弦细而长，称为平脉。假使反得浮涩而短的脉象，是肺来乘肝，即金来克木，谓之贼邪，这是大为反常的十死不治之脉。假使反得洪大而散的脉象，是主心来乘肝，即子来扶母，谓之实邪，即使得了病也可以自然痊愈。假使反得沉濡而滑的脉象，是肾来乘肝，即母来归子，谓之虚邪，即使得了病，治疗也会很容易。假使反得大而缓的脉，是主脾来乘肝，即土来凌木，谓之微邪，即使有了病也是很轻的。

肝脉来时盛疾而长，像倚着长竿，按着琴瑟的弦索一样，一呼两至为平脉，三至为离经，四至为脱精，五至为死脉，六至则命绝。这就是足厥阴的脉象。

## 【原文】

　　肝脉急甚，为恶言；微急，为肥气①，在胁下若覆杯，缓甚为善呕；微缓为水瘕痹②；大甚为内痈，善呕衄；微大，为肝痹，阴缩，咳引少腹；小甚为多饮；微小为消瘅；滑甚为癫疝；微滑为遗溺；涩甚为溢饮；微涩为瘈疭挛筋。

　　足厥阴气绝则筋缩，引卵与舌。厥阴者，肝脉也。肝者，筋之合也。筋者，聚于阴器而脉络于舌本。故脉弗营则筋缩急，筋缩急则引舌与卵。故唇青、舌卷、卵缩，则筋先死。庚笃辛死，金胜木也。

　　肝死脏③，浮之脉弱，按之中如索不来，或曲如蛇行者，死。

　　上《素问》《针经》，张仲景。

## 【注释】

①肥气：古指肝积，五积病之一，表现为瘀血内积，新血不生。
②水瘕痹：瘕，指的是腹中聚散无常、时有时无的结块肿物。痹，是闭

正常的四季脉象应为春弦、夏钩、秋毛、冬石。但是有时候也会出现太过与不及的情况，太过会表现为体表的疾病，不及会表现为体内的疾病。

**四时脉象太过与不及的表现**

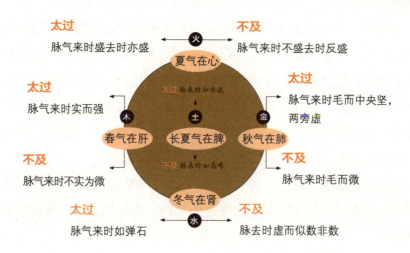

> 四时脉象太过与不及都会导致身体发生疾病：太过，疾病会表现在外；不及，疾病会表现在内。

**四时脉象太过与不及导致的疾病**

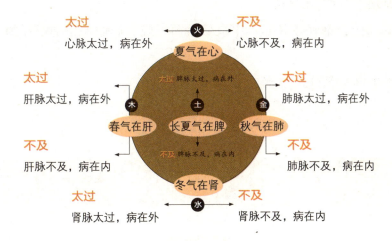

的意思。水瘕痹，就是水积于胸下而结聚成形，并见小便不利的病证。

③死脏：是脏气将绝而出现的一种真脏脉，出现这样的脉为预后不良之征，因而称为"死脏"。

## 【译文】

肝脉急甚的为肝气旺盛，恶语伤人，易怒少喜；微急的为肝气积于胁下所致的肥气病，其状隆起如肉，又好像倒扣着的杯子。肝脉缓甚的为热气上逆，会见到时时呕吐；微缓的为水积胸胁而小便不利的水瘕痹病。肝脉大甚的为肝气郁盛而内发痈肿，经常呕血和衄血；微大的则为肝痹病，其病会见到阴器收缩，咳嗽时牵引小腹部作痛。肝脉小甚的为血少而口渴多饮；微小的为阴虚血燥，故发消瘅病。肝脉滑甚的为热壅于经，故表现为阴囊肿大的癫疝病；微滑的为肝火在下，故发遗尿病。肝脉涩甚的为气血阻滞，是水湿溢于肢体的溢饮病；微涩的为气血不足，筋脉拘挛不舒，故出现抽搐或挛急的筋痹病。

足厥阴经气绝，筋脉收缩牵引睾丸与舌本。足厥阴经属肝脉，合于筋，筋于阴器会聚，而脉络系于舌本，所以脉不营濡则筋见缩急，筋缩急则引舌与卵，故见口唇青，舌卷卵缩之症，说明筋先失去作用。庚日病重，辛日死，这是由于金克木的缘故。

肝脏死脉，是轻按脉弱，中取似索而不应，屈曲像蛇走一样的，属死证。

以上出自《素问》《针经》以及张仲景之文。

## 二、心小肠部

【原文】

心象火，与小肠合为腑（小肠为受盛之腑也）。其经手少阴（手少阴心脉也），与手太阳为表里（手太阳小肠脉也）。其脉洪（洪，心脉之大形），其相春三月（木王火相），王夏三月，废季夏六月，囚秋三月（金土火囚），死冬三月（水王火死）。其王日丙丁，王时禺中、日中；其困日庚辛，困时晡时、日入，其死日壬癸，死时人定、夜半。其藏神（心之所藏者神也），其主臭，其养血（心气所养者血），其候舌，其声言（言由心出，故主言），其色赤，其臭焦，其液汗，其味苦，其宜甘（甘，脾味也），其恶咸（咸，肾味也）。心俞在背第五椎（或云第七椎），募在巨阙（在心下一寸），小肠俞在背第十八椎，募在关元（脐下三寸）。

上新撰。

【译文】

心在五行中属火，与小肠腑相互配合、依赖。其经脉为手少阴，同手太阳互为表里。其脉洪大。心气得助于春季三个月，旺盛于夏季三个月，衰废

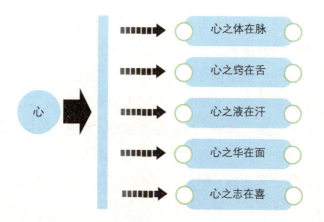

于季夏六月,囚闭于秋季三个月,衰亡于冬季三个月。旺日为丙日、丁日;旺时为巳时、午时。困日为庚日、辛日;困时为申时、酉时。死日为壬日、癸日;死时为亥时、子时。心藏神。其所主为臭(气)。其所养为血。心开窍于舌,故心的病变可以通过舌来候察。在五声中为言。在五色中为赤。在五臭中为焦。在五液中为汗。在五味中为苦。其所喜的是甘味。其所恶的是咸味。心的俞穴位于背上第五椎棘突下左右旁开各一寸半,募穴位于心下一寸巨阙穴;小肠俞穴位于背上第十八椎棘突下左右旁开各一寸半,募穴位于脐下三寸关元穴。

以上是新撰之文。

## 【原文】

心者南方火(心主血,其色赤,故以夏王于南方,应火行)。万物洪盛,垂枝布叶,皆下垂如曲,故名曰钩。心王之时,太阳用事,故草木茂盛,枝叶布舒,皆下垂曲。故谓之钩也(心脉洪大而长,洪则卫气实,实则气无从出)。脉洪者卫气实,卫气实则腠理密,密则气无从出。大则荣气萌,萌洪相薄,可以发汗,故名曰长(荣者血也,萌当为明字之误耳,血王故明且大也。荣明卫实,当须发动,通其津液也)。长洪相得,即引水浆,溉灌经络,津液皮肤(夏热阳气盛,故其人引水浆,润灌肌肤,以养皮毛,犹草木须雨泽以长枝叶)。太阳洪大,皆是母躯,幸得戊己,用牢根株(太阳夏火,春木为其母。阳得春始生,名曰少阳。到夏洪盛,名曰太阳,故言是母躯也。戊己土也，土为火子，火王即土相，故用牢根株也）。阳气上出，汗见于头。五月枯荠，胞中空虚，医反下之，此为重虚也（月当为内，荠当为干，枯燥也。皆字误耳。内字似月，由来远矣，遂以传焉。人头者，诸阳之会。夏时饮水浆，上出为汗，先从头流于身躯，以实其表，是以五内干枯，燥则胞中空虚，津液少也。胞者膀胱，津液之腑也。愚医不晓，故反下之，令重虚也）。脉浮有表无里，阳无所使（阳盛脉浮，宜发其汗，而反下之，损于阴气。阳为表，阴为里。《经》言：阳为阴使，阴为阳守，相须而行。脉浮，故无里也。治之错逆，故令阴阳离别，不能复相朝使）。不但危身，并中其母（言下之，不但伤心，并复中肝）。

上四时经。

【译文】

心在五行属火，位应南方。心之脏气旺于夏季，此时万物生长茂盛，枝繁叶茂，皆舒展而曲下，所以心脉取象为钩。心脉是洪大而长的，洪表明卫气实，卫实则腠理致密，精气不漏。大是说明荣气强。实、强相迫，可以发汗，所以称为长。长、洪相结合，表明夏天候热，阳气盛，就要引饮水浆以灌溉经络，浸润皮肤。心脉到夏洪盛称为太阳，为洪大太阳本脉，是得自母体之春木。火旺则土相，所以喜得土培，目的在于使根株牢固。人体阳气向上行，蒸腾体内阴液外出，所以汗出于头部。五月是阳气旺盛的时候，阳盛则更致汗出而使津液枯燥，引起胞中空虚，是津液少的缘故，医者不知而反下之，则犯虚虚之戒。又阳盛脉浮，是有表证而无里证，单表之证，阳无所附，所谓阳为阴使，阴为阳守，本相须而行，治错反助其相离。不但危及本身，并且使肝脏受损。

以上是论四时脉象的经文。

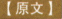

黄帝问曰：夏脉如钩，何如而钩？岐伯曰：夏脉心也，南方火也，万物

之所以盛长也。故其气来盛去衰，故曰钩，反此者病。黄帝曰：何如而反？岐伯曰：其气来盛去亦盛，此谓太过，病在外；其来不盛去反盛，此谓不及，病中中。黄帝曰：夏脉太过与不及，其病皆何如？岐伯曰：太过则令人身热而肤痛，为浸淫①；不及则令人烦心，上见咳唾，下为气泄。帝曰：善。

**【注释】**

①浸淫：此指浸淫疮。初生甚小如粟米，瘙痒无时，蔓延不止，挠抓后渗出黄水，浸淫成片为特征。

**【译文】**

黄帝问道：夏时的脉象如钩，怎样才算钩？岐伯说：夏脉主应心脏，属南方之火，在这个季节里，万物生长茂盛，因此脉气来时充盛，去时轻微，犹如钩之形象，所以叫作钩脉，假如违反了这种现象，就是病脉。黄帝道：怎样算是相反呢？岐伯说：其脉气来盛去亦盛，这叫作太过，主病在外；如脉气来时不盛，去时反充盛有余，这叫作不及，主病在里。黄帝道：夏脉太过与不及，发生的病变是怎样的？岐伯说：太过会使人身体发热，皮肤痛，热邪浸淫成疮；不及会使人心虚作烦，上部出现咳嗽涎沫，下部出现矢气下泄。黄帝道：讲得对！

**【原文】**

心脉来累累如连珠，如循琅玕①，曰平。夏以胃气为本。心脉来，喘喘（《甲乙》作累累）连属，其中微曲，曰心病。心脉来前曲后居，如操带钩，曰心死。

真心脉至，坚而搏，如循薏苡子，累累然，其色赤黑不泽，毛折，乃死。

夏胃微钩曰平，钩多胃少曰心病，但钩无胃曰死。胃而有石曰冬病，石甚曰今病。

【注释】

①琅玕(láng gān)：是滑润的美玉，形容像珠子一样。

【译文】

正常的心脏脉象，圆润像珠子一样，相贯而至，又像抚摸琅玕美玉一样的柔滑，这是心脏的平脉。夏季是以胃气为根本的，心脏的病脉，脉搏急促相连，就像喘气一样，并有微曲之象，这是心脏有病变。心脏的死脉，脉搏前曲后居，如同手持带钩一样，这是心脏死亡之象。

心脏的真脏脉象，坚硬而搏指有力，就像按薏苡仁一样圆滑，病人面色红中带暗黑且无光泽，须发枯焦断折，就是要死亡了。

夏季时，脉搏应当从容、柔和、滑利中又有洪象，这是有胃气的正常脉象；如果洪象比较突出，而从容、柔和、滑利之象不明显，是心脏有病变；如果洪而急促，却失去从容、柔和、滑利之象，就是"没有胃气的脉象"，这样就会死亡。夏季时，脉搏从容、柔和、滑利，同时洪中又有沉象，到了冬季时就很容易生病，如果沉象特别突出，现时就会生病。

【原文】

心藏脉，脉舍神。怵惕思虑则伤神，神伤则恐惧自失，破䐃①脱肉，毛悴色夭，死于冬②。

夏心火王，其脉洪（《千金》作浮大而洪）大而散，名曰平脉。反得沉濡而滑者，是肾之乘心，水之克火，为贼邪，大逆，十死不治（一本云：日、月、年数至二，忌壬癸）。反得大而缓者，是脾之乘心，子之扶母，为实邪，虽病自愈。反得弦细而长者，是肝之乘心，母之归子，为虚邪，虽病易治。反得浮（《千金》浮作微）涩而短者，是肺之乘心。金之陵火，为微邪，虽病即差。

心脉来累累如贯珠滑利，再至，曰平；三至，曰离经，病；四至，脱精；五至，死；六至，命尽。手少阴脉。

### 【注释】

①破䐃（jiǒng）脱肉：症状名。是指肌肉极度消瘦，肢体上本该看到的肌肉隆起完全消失的表现。

②死于冬：按五行配属，心属火，冬季为水，而水克火，心气在冬季受克更为虚弱，属于心的病症就会加重，如果不能耐受，将会死亡。

### 【译文】

心脏主血脉，神依附在心脏之血脉中。心因惊恐过度或思虑太多而伤及所藏之神，神伤则恐慌畏惧而难以自控。长此以往则肌肉消瘦凹陷，毛发断落，气色苍白，到冬季水旺时就会受克而死。

夏天心火旺，脉见洪大而散，称为平脉。假使反得沉濡而滑的脉，是主肾来乘心，即水来克火，称为贼邪，这是大为反常的脉象，十死不治。假使反得大而缓的脉，是主脾来乘心，即子来扶母，谓之实邪，即使得病也可自然痊愈。假使反得弦细而长的脉，是主肝来乘心，即母来归子，谓之虚邪，即使得病也容易治愈。假如反得浮涩而短的脉，是主肺来乘心，即金来凌火，谓之微邪，即使有病，也能很快告愈。

心脉来时连续不断，如联珠样滑利，一呼两至为无病；一呼三至脉离其常度，谓之离经；一呼四至精气耗散，谓之脱精；一呼五至为死脉；一呼六至为命绝难救。这些是手少阴心经的脉象。

### 【原文】

心脉急甚，为瘛疭；微急，为心痛引背，食不下。缓甚为狂笑；微缓，为伏梁①，在心下，上下行，时唾血。大甚，为喉介②；微大，为心痹引背，善泪出。小甚，为善哕；微小，为消瘅。滑甚，为善渴，微滑，为心疝引脐，少腹鸣；涩甚，为瘖；微涩，为血溢，维厥③，耳鸣，巅疾。

手少阴气绝则脉不通。少阴者，心脉也。心者，脉之合也。脉不通则血不流，血不流则发色不泽，故其面黑如漆柴者，血先死。壬笃癸死，水胜火也。

心死脏，浮之脉实，如豆麻击手，按之益躁疾者，死。

上《素问》《针经》，张仲景。

【注释】

①伏梁：病名，指心下的积聚，属五脏积病之一。
②喉介：介，有芥蒂之意。喉介，就是形容喉中如有物梗阻的感觉。
③维厥：维，就是四维，也就是手足四肢。维厥，就是手足厥冷的意思。

【译文】

心脉急甚的为寒伤血脉，会发生筋脉痉挛牵引的病；心脉微急的为邪微，会见到心痛牵引后背，饮食不下。心脉缓甚的为心气热，会有神散而狂笑不止的症状；微缓的为气血凝滞成形，伏于心胸之下的伏梁病，其气上下窜行，能升能降，有时出现唾血。心脉大甚的为心火上炎，喉中如有物阻而梗死不利；微大的为心脉不通的心痹，心痛牵引肩背，心脉上连目系，并时时流出眼泪。心脉小甚的为阳气虚，胃寒气上逆，呃逆时作；微小的为血少津枯，故发消瘅病。心脉滑甚的为阳盛有热，血热而燥，会时时口渴；微滑的为热在下，会见到热在于下的心疝牵引脐痛，并有小腹部肠鸣。心脉涩甚的为心气少，病人声音暗哑而不能说话；微涩的会有血溢而出现吐血、衄血、四肢厥冷、耳鸣和头部疾病。

手少阴心经之经气竭绝，就会使血脉不通。手少阴经是心脏的经脉，而心脏与血脉相配合。血脉不通，就会使血液不能流行，血流不畅，面色就失去润泽。所以倘若病人的面色暗黑，就好像烧焦的木炭一样，那就表明其营血已经先行衰败了。这种病征，逢壬日变得严重，逢癸日人就会死亡。这都是因为壬、癸属水，心属火，而水能克火。

心脏死脉，轻按脉实，像豆麻击手，按之更见躁动而疾的，属死证。

以上出自《素问》《针经》以及张仲景之文。

# 三、脾胃部

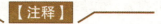
【原文】

脾象土，与胃合为腑（胃为水谷之腑）。其经足太阴（太阴，脾之脉也），与足阳明为表里（阳明胃脉）。其脉缓（缓，脾脉之大形也），其相夏三月（火王土相），王季夏六月，废秋三月，囚冬三月，死春三月。其王日戊己，王时食时、日昳；困日壬癸，困时人定、夜半；其死日甲乙，死时平旦、日出（并木时也）。其神意，其主味，其养肉，其候口，其声歌，其色黄，其臭香，其液涎，其味甘，其宜辛，其恶酸。脾俞在背第十一椎，募在章门（季肋端是）。胃俞在背第十二椎，募在太仓①。

上新撰。

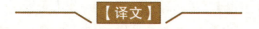
【注释】

①太仓：中脘穴的别名。

【译文】

脾脏在五行中属土，与胃腑相互配合、依赖。其经脉为足太阴，同足阳明互为表里。脾的正常脉象为缓脉。脾气得助于夏季三个月，旺盛于季夏即农历六月，衰废于秋季三个月，囚闭于冬季三个月，衰亡于春季三个月。旺日为戊日、己日，旺时为辰时、未时。困日为壬日、癸日，困时为亥时、子时。死日为甲日、乙日，死时为寅时、卯时。意藏于脾，故其神主

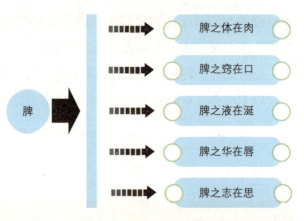

意。脾主味。肌肉的营养来自脾，脾开窍于口，故口可以候察脾的病变。其在五声中为歌。在五色中为黄。在五臭中为香。其在五液中为涎。其在五味中为甘。所喜的是辛味。所恶的是酸味。脾的俞穴位于背部第十一椎棘突下旁开各一寸半，募穴位于季肋端章门穴；胃俞穴位于背部第十二椎棘突下旁开各一寸半，募穴位于中脘穴。

以上是新撰之文。

【原文】

脾者土也。敦而福，敦者，厚也，万物众色不同（脾主水谷，其气微弱，水谷不化。脾为土行，王于季夏，土性敦厚，育养万物。当此之时，草木备具，枝叶茂盛，种类众多，或青、黄、赤、白、黑色，各不同矣）。故名曰德福者广（土生养万物，当此之时，脾则同禀诸脏，故其德为广大）。万物悬根住茎，其叶在巅，蜎蜚蠕动，蚑蟜喘息，皆蒙土恩（悬根住茎，草木之类也。其次则蛾蚋几微之虫，因阴阳气变化而生者也。喘息，有血脉之类也。言普天之下，草木昆虫，无不被蒙土之恩福也）。德则为缓，恩则为迟，故令太阴脉缓而迟。尺寸不同（太阴脾也，言脾王之时脉缓而迟。尺寸不同者，尺迟而寸缓也）。酸咸苦辛，大（一作太）沙（一作涉，又作妙）而生，互行其时，而以各行，皆不群行，尽可常服（肝酸、肾咸、心苦、肺辛涩，皆四脏之味也。脾主调和五味以禀四脏，四脏受味于脾，脾王之时，其脉沙一作涉，又作妙达于肌肉之中，互行人身躯，乃复各行，随其四

肢，使其气周匝，荣诸脏腑，以养皮毛，皆不群行至一处也。故言尽可常服也）。土寒则温，土热则凉（冬阳气在下，土中温暖。夏阴气在下，土中清凉。脾气亦然）。土有一子，名之曰金，怀挟抱之，不离其身。金乃畏火，恐热来熏，遂弃其母，逃归水中，水自金子，而藏火神，闭门塞户，内外不通，此谓冬时也（阳气在中，阳为火行，金性畏火，故恐熏之，金归水中而避火也。母子相得益盛。闭塞不通者，言水气充实，金在其中，此为强固，火无复得往克之者，神秘之类也）。土亡其子，其气衰微，水为洋溢，浸渍为池（一作其地）。走击皮肤，面目浮肿，归于四肢（此为脾之衰损。土以防水，今土弱而水强，故水得陵之而妄行）。愚医见水，直往下之，虚脾空胃，水遂居之，肺为喘浮（脾胃已病，宜扶养其气，通利水道。愚医不晓而往下之，此为重伤，水气遂更陵之，上侵胸中，肺得水而浮，故言喘浮）。肝反畏肺，故下沉没（肺金肝木，此为相克，肺浮则实，必复克肝，故畏之沉没于下）。下有荆棘，恐伤其身，避在一边，以为水流（荆棘，木之类。肝为木，今没在下，则为荆棘。其身，脾也。脾为土，土畏木，是以避在下一边，避木也。水流者，水之流路也。土本克水而今微弱，又复触木，无复制水，故水得流行）。心衰则伏，肝微则沉，故令脉伏而沉（心火肝木，火则畏水而木畏金，金水相得，其气则实，克于肝心，故令二脏衰微，脉为沉伏也）。工医来占①，固转②孔穴，利其溲便，遂通水道，甘液下流。亭其阴阳，喘息则微，汗出正流。肝著其根，心气因起，阳行四肢，肺气亭亭③，喘息则安（转孔穴者，诸脏之荣井转治其顺。甘液，脾之津液。亭其阴阳，得复其常所，故荣卫开通，水气消除，肝得还著其根株。肝心为母子，肝著则心气得起，肺气平调，故言亭亭，此为端好之类）。肾为安声，其味为咸（肺主声，肾为其子，助于肺，故言安声。咸，肾味也）。倚坐母败，洿臭如腥（金为水母，而归水中，此为母往从子，脾气反虚，五脏犹此而相克贼，倚倒致败宅洿臭而腥，故云然也）。土得其子，则成为山。金得其母，名曰丘矣。

上四时经。

【注释】

①占：诊候。此为诊察测候疾病。
②转：转动，此指针刺运针。
③亭亭：安静的样子。此言肺气安定调和之状。

【译文】

脾属土，土性敦厚而造福万物，养育着种类众多色彩不一的万物，所以其德广大。诸凡万物草木之类，不论悬根而生，或住茎而长，其叶亦随之而生。昆虫的呼吸与蠕动，草木培植与生长，二者皆受土之福泽。在万物方面，因有所"得"而为"德"，在"地""土"方面，因有所"赐"而为"恩"。地属阴，土性敦厚而温柔，具有厚德载物、育养万物的作用，所赐缓缓，则所得者徐徐，所以太阴脾脉的性质有缓有迟。尺寸随之不同，故寸脉缓而尺脉迟。酸、咸、苦、辛四脏之味，皆禀受脾土而生，各随其行，荣诸脏腑，并不群行至一处，所以四脏之味皆可常服。冬时阳气下存，气候反寒，而土中温暖，夏时阴气下存，气候反热，而土中清凉。土生金是母子关系，怀抱提携，密切不离。火刑金，金是怕火热来熏的，于是弃其母，就其子，逃归水中。金水相生，而收藏火神，例如隆冬时节，闭门塞户，内外不通，即人身阳气闭藏的含义。土失了金，其气表现衰微。土既衰微溢，淹没地面，沉浸变成水池一样。这样泛滥的水，从内向外，刺激皮肤，面目就会水肿，归于四肢，则四肢肿胀。一般的医生，只知见水泄水，以致脾胃更为空虚。然水聚而上凌于肺，发为喘浮。肺实必复克肝，故畏之沉没于下。肝沉在下如荆棘之木，脾气畏克，失其正位，则无法制水。水得流行，以克心火，肝木畏金，金水相得其气则实，克于肝心，故令二脏衰微，脉为沉伏。高明的医生诊病时，转换孔穴，通利其便，水道遂通，脾胃的津液得以通调，使其阴阳平衡，则喘息减轻，汗出正常。土能制水，则水气就会消除，肾气得治，肾水可生肝木，肝得水之而滋润，还着其根，木生火，心气因之而振作，阳气得以于四肢运行。肺主气，气平则喘息安。肾为肺之子，子能助母，肺声得以安，肾味为咸。假如金畏火克，下逃水中，金水相倚，而脾又失子之助，其气乃虚，五脏因此互相克贼，倚靠致败，水浊不流，则洿积为池，又腥又臭。脾土为母，肺金为子，土得金之助，好像山与丘的关系，山大而丘小，山为丘之母，脾就像山的作用。反之，肺金得脾母的相倚，就像起子的作用，也就是像丘的作用，或且是两重小丘的作用。

以上是论四时脉象的经文。

【原文】

黄帝曰：四时之序，逆顺之变异也，然脾脉独何主？岐伯曰：脾者土也，孤脏[1]以灌四傍者也。曰：然则脾善恶可得见乎？曰：善者不可见，恶者可见。曰：恶者何如？曰：其来如水之流者，此谓太过，病在外；如鸟之喙，此谓不及，病在中。太过则令人四肢沉重不举；其不及，则令人九窍壅塞不通，名曰重强。

【注释】

[1]孤脏：指脾脏。心、肝、肺、肾四脏之脉各主四时中之一时，惟脾脉不得独主，故称之。

【译文】

黄帝道：春夏秋冬四时的脉象，有逆有从，其变化各异，但独未论及脾脉，究竟脾脉主何时令？岐伯说：脾脉属土，位居中央为孤脏，转化精气灌溉四方。黄帝道：脾脉的正常与异常可以得见吗？岐伯说：正常的脾脉不可能见到，有病的脾脉是可以见到的。黄帝道：有病的脾脉是怎样的？岐伯说：其来如水之流散，这叫作太过，主病在外；其来尖锐如鸟之喙，这叫作不及，主病在中。太过会使人四肢沉重不能举动，不及则使人九窍不通，名叫重强。

人体脉象会随着不同季节气候冷暖的变化而变化，所以，每个季节都有其对应的常脉，与之不相应的脉则是病脉或死脉。

**四时五脏脉象常异的对照**

**夏季：气在心**
1. **常脉** 像滚动的圆珠，圆滑任来。
2. **病脉** 脉搏急促相连，就像喘气一样，并有微曲之象。
3. **死脉** 脉搏前曲后居，如同手持带钩。

**秋季：气在肺**
1. **常脉** 脉搏轻虚而浮，像榆叶飘落。
2. **病脉** 脉搏不上不下，就像鸡的羽毛一样，中间空而两边是实的。
3. **死脉** 脉搏轻浮，就像风吹细毛一样。

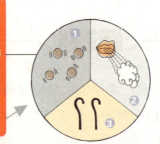

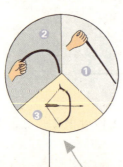

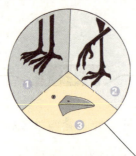

**春季：气在肝**
1. **常脉** 像手握长竹竿的末梢，软弱而长。
2. **病脉** 脉搏充盈滑利，就像高举一长竹竿的末梢。
3. **死脉** 脉搏弦硬劲急，就像张开的弓弦。

**长夏：气在脾**
1. **常脉** 脉搏从容、和缓、均匀，像鸡脚踏地。
2. **病脉** 脉搏坚实、充实且急促，就像鸡迅速地提脚。
3. **死脉** 脉搏尖锐而硬，就像乌鸦的嘴，像鸟的爪子，像屋漏时水滴落，像水流逝。

**冬季：气在肾**

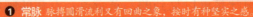

1. **常脉** 脉搏圆滑流利又有回曲之象，按时有种坚实之感。
2. **病脉** 脉搏像牵引葛藤一样，脉体坚硬。
3. **死脉** 脉搏如绳索突然脱落或如手指弹石那样坚硬。

**【原文】**

脾脉来而和柔相离，如鸡足践地，曰平。长夏以胃气为本。脾脉来实而盈数，如鸡举足，曰脾病。脾脉来坚兑，如鸟之喙，如鸟之距①，如屋之漏，如水之溜，曰脾死。

真脾脉至，弱而乍疏乍散（一作数），色青黄不泽，毛折，乃死。

长夏胃微濡弱，曰平。弱多胃少，曰脾病；但代②无胃，曰死。濡弱有石，曰冬病；石甚，曰今病。

**【注释】**

①距：鸡爪，泛指鸟的爪，以此喻脉来尖锐而不流利。
②代：指软弱之极而无胃气之脉。

**【译文】**

正常的脾脏脉象，从容和缓，至数匀净分明，好像鸡足缓缓落地一样轻缓而从容不迫，这是脾的平脉。长夏以胃气为本，脉当和缓。脾脏的病脉，脉搏坚实、充实且急促，就像鸡迅速地提脚，这是脾脏发生病变。脾脏的死脉，脉搏尖锐而硬，就像乌鸦的嘴，像鸟的爪子，像屋漏时水滴落，像水流逝，这是脾脏死亡。

脾脏的真脏脉象，软弱而忽快忽慢，病患面色黄中带青且无光泽，须发焦枯断折，就是要死亡了。

长夏季节时，脉搏应当从容、柔和、滑利而又平缓，这是有胃气的正常脉象；如果软弱之象比较突出，而从容、柔和、滑利之象不明显，是脾脏有病变；如果特别软弱甚至失去了从容、柔和、滑利之象，就是"没有胃气的脉象"，这样就会死亡。长夏季节时，脉搏从容、柔和、滑利，并且软弱中又有沉象，到了冬季时就容易生病，如果沉象特别突出，现时就会生病。

## 【原文】

脾藏荣，荣舍意，愁忧不解则伤意，意伤则闷乱，四肢不举，毛悴色夭，死于春。

六月季夏建未，坤未之间土之位，脾王之时。其脉大，阿阿①而缓，名曰平脉。反得弦细而长者，是肝之乘脾，木之克土，为贼邪，大逆，十死不治。反得浮（《千金》浮作微），涩而短者，是肺之乘脾，子之扶母，为实邪，虽病自愈。反得洪大而散者（《千金》作浮大而洪），是心之乘脾，母之归子，为虚邪，虽病易治。反得沉濡而滑者，肾之乘脾，水之陵土，为微邪，虽病即差。

脾脉苌苌②而弱（《千金》苌苌作长长），来疏去数，再至，曰平；三至，曰离经，病；四至，脱精；五至，死；六至命尽。足太阴脉也。

## 【注释】

①阿阿：柔和的样子。
②苌苌（cháng cháng）：此谓脉长的样子。

## 【译文】

营气藏于脾，意依附在脾脏之营气中。脾因忧愁而无法解脱，则伤及所藏之意，意伤则心胸憋闷，四肢无力，毛发断落，气色苍白，到春季木旺时就会受克而死。

六月季夏月建在未，坤未中间，属土位，正值脾脉当旺的时候，其脉大而和缓，称为平脉。假使反得弦细而长的脉，乃肝来乘脾，木来克土的缘故，谓之贼邪，这是大为反常的，十死不治。假使反得浮涩而短之脉，是主肺来乘脾，即子来扶母，谓之实邪，即使得了病，也会不治自愈。假使反得洪大而散之脉，是主心来乘脾，即母来归子，谓之虚邪，即使得了病，也较容易治疗。假使反得沉濡而滑之脉，是主肾来乘脾，即水来凌土，叫作微邪,即使得病也是较轻的。

脾脉久久而弱,来的时候很慢,去的时候很快,一呼两至为平脉;三至为病;四至为脱精;五至为死脉;六至则命绝。是足太阴的脉象。

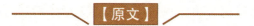

脾脉急甚,为瘛疭;微急,为脾中满,食饮入而还出,后沃沫。缓甚,为痿厥;微缓,为风痿,四肢不用,心慧然若无病。大甚,为击仆;微大,为痞气,裹大脓血,在肠胃之外;小甚,为寒热;微小,为消瘅。滑甚,为癫疾;微滑,为虫毒蛔,肠鸣热。涩甚,为肠癞;微涩,为内溃,多下脓血也。

足太阴气绝,则脉不营其口唇。口唇者,肌肉之本也。脉不营则肌肉濡,肌肉濡则人中满,人中满则唇反,唇反者肉先死。甲笃乙死,木胜土也。

脾死脏,浮之脉大缓(一作坚),按之中如覆杯①,絜絜②,状如摇者,死(一云絫絫状如炙肉)。

上《素问》《针经》,张仲景。

【注释】

①覆杯:有两种解释。一为覆置之义,则覆杯为安然不动;二为倾覆之义,则覆杯为杯之倾倒。此处是第二种意思。

②絜絜:清白的样子,此处形容里面空无所有。

【译文】

脾脉急甚的为手足抽搐;微急的为脾阳虚,是膈中病,脾不运化,会因脾气不能上升而致饮食入胃后又吐出,大便多泡沫。脾脉缓甚的为脾热,四肢痿软无力而逆冷;微缓的为风痿病,四肢痿废不用,因病在肌肉而不在内脏，所以神志清楚，好像没病一样。脾脉大甚的为阳气亢逆，病状表现为猝然昏倒；微大的为疝气病，其病乃是由脾气壅滞而导致的，腹中有大脓血且在肠胃之外。脾脉小甚的为中阳不足，故发寒热；微小的为内热消瘅。脾脉滑甚的为湿热内盛，故发阴囊肿大和小便不通的病症；微滑的则湿热郁久生虫，故肠内有蛔虫等寄生虫，虫毒引起腹部发热。脾脉涩甚的为气滞血伤，是大肠脱出的肠㿉病；微涩的则会出现肠内溃脓，故大便时会便下脓血。

　　足太阴脾经的脉气衰竭，经脉就不能输布水谷精微以营养肌肉。脾主肌肉，其华在唇，其脉连于舌本，散于舌下，因此由唇舌就能够观察出肌肉的状态，所以说唇舌为肌肉的根本。经脉不能输布营养，就会使肌肉松软；肌肉松软则舌体萎缩，人中部位肿满；人中部位肿满，就会使口唇外翻。口唇外翻，是肌肉先衰萎的征象。这种征象，逢甲日就会加重，逢乙日人就会死亡。这是由于脾在五行中属土，甲、乙属木，木能胜土。

　　脾脏即将衰竭所出现的真脏脉，脉浮而轻按大而坚，重按则如同覆盖的杯子，中空而动摇不定，属于死证。

　　以上出自《素问》《针经》以及张仲景之文。

# 四、肺大肠部

【原文】

　　肺象金，与大肠合为腑（大肠为传导之腑也）。其经手太阴（手太阴肺脉也），与手阳明为表里（手阳明大肠脉也）。其脉浮（浮，肺脉之大形也）。其相季夏六月（季夏土王金相）。其王秋三月，废冬三月，囚春三月，死夏三月（夏火王金死）。其王日庚辛，王时晡时、日入；其困日甲乙，困时平旦、日出；其死日丙丁，死时禺中、日中。其神魄，其主声，其养皮毛，其候鼻，其声哭，其色白，其臭腥，其液涕，其味辛，其宜咸，其恶苦。肺俞在背第三椎（或云第五椎也），募在中府（直两乳上下肋间）。

大肠俞在背第十六椎,募在天枢(侠脐傍各一寸半)。

上新撰。

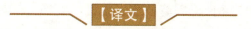

肺脏在五行中属金,与大肠腑相互配合、依赖。其经脉为手太阴,同手阳明互为表里。肺的正常脉象是浮脉。肺气得助于季夏,即农历六月,旺盛于秋季三个月,衰废于冬季三个月,囚闭于春季三个月,衰亡于夏季三个月。旺日为庚日、辛日,旺时为申时、酉时。困日为甲日、乙日,困时为寅时、卯时。死日为丙日、丁日,死时为巳时、午时。魄藏于肺,故其神主魄。其所主为声。其所养为皮毛。肺开窍于鼻,故鼻可候肺之功能正常与否。在五声中为哭。在五色中为白。在五臭中为腥。在五液中为涕。在五味中为辛。其所喜的是咸味。其所恶的是苦味。肺俞穴位于背部第三椎棘突下旁开各一寸半,募穴在两乳上二肋间中府穴。大肠俞穴在背部第十六椎棘突下旁开各一寸半,募穴位于挟脐旁各一寸半天枢穴。

以上是新撰之文。

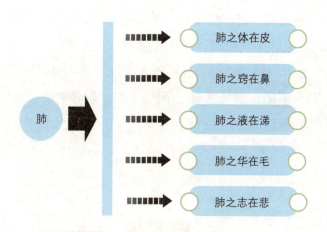

## 【原文】

肺者西方金，万物之所终（金性刚，故王西方，割断万物，万物是以皆终于秋也）。宿叶落柯①，萋萋枝条，其机②然独在。其脉为微浮毛，卫气迟（萋萋者，零落之貌也，言草木宿叶得秋随风而落，但有枝条机然独在。此时阳气则迟，脉为虚微如毛也），荣气数。数则在上，迟则在下，故名曰毛（诸阳脉数，诸阴脉迟，荣为阴，不应数，反言荣气数，阴得秋节而升转在阳位，故一时数而在上也。此时阴始用事，阳即下藏，其气反迟，是以肺脉数散如毛也）。阳当陷③而不陷，阴当升而不升，为邪所中（阴阳交易，则不以时定，二气感激，故为风寒所中）。阳中邪则卷，阴中邪则紧，卷则恶寒，紧则为栗，寒栗相薄，故名曰疟。弱则发热，浮乃来出（卷者，其人拘卷也，紧者，脉紧也。此谓初中风寒之时，脉紧，其人则寒，寒止而脉更微弱，弱则其人发热，热止则脉浮，浮者，疟解王脉出也）。旦中旦发，暮中暮发（言疟发皆随其初中风邪之时也）。脏有远近，脉有迟疾，周有度数，行有漏刻（脏，谓人五脏，肝心脾肺肾也。心肺在膈上，呼则其气出，是为近，呼为阳，其脉疾。肾肝在膈下，吸则其气入，是为远也。吸为阴，其脉迟。度数，谓经脉之长短。周身行者，荣卫之行也。行阴、阳各二十五度，为一周也，以应漏下百刻也）。迟在上，伤毛采④；数在下，伤下焦。中焦有恶则见，有善则匿（秋则阳气迟，阴气数。迟当在下，数当在上，随节变，故言伤毛采也。人之皮毛，肺气所行。下焦在脐下，阴之所治也，其脉应迟，今反数，故言伤下焦。中焦，脾也，其平善之时脉常自不见，衰乃见耳。故云有恶则见也）。阳气下陷，阴气则温（言阳气下陷，温养诸脏）。阳反在下，阴反在巅，故名曰长而且留（阴阳交代，各顺时节，人血脉和平，言可长留竟一时）。

上四时经。

## 【注释】

①柯：草木之枝茎。

②杌(wù)：树木无枝叶。
③陷：下降、潜藏。
④毛采：皮毛之色泽。

【译文】

肺属西方金，肺之脏气旺于秋季，秋季为万物收成的时候，旧叶纷纷凋落，只剩下光秃的枝条。秋季正常的脉象微浮而软，这是人卫气运行迟缓、营气运行急数的缘故。营为阴，数为阳，脉在上，卫为阳，迟为阴，脉在下，所以脉象称为毛。阳气当收藏而不收藏，阴气当上升而不上升，就是被不正之气所伤的缘故。阳中于邪则身缩，阴中于邪则脉紧，蜷缩则恶寒，紧则战栗，恶寒与战栗相迫，是为疟疾的征象。脉弱则发热，脉浮为疟邪所致。如早上中风邪则早上发，傍晚中风邪则傍晚发。五脏距离有远近，脉行有偏迟、偏疾或长或短，在一定范围内按度数而周行全身，以应漏水时刻。如脉迟在上则毛采受伤。脉数在下则下焦受伤。中焦为脾脉，无病之时是见不到的，有病之时则见。阳气下存，阴气得而温养，阳反在下，阴反在上，此阴阳交代各顺时节，是血脉和平的表现，所以称为长留。

以上是论四时脉象的经文。

【原文】

黄帝问曰：秋脉如浮，何如而浮？岐伯对曰：秋脉肺也，西方金也，万物之所以收成也。故其气来轻虚而浮，其气来急去散，故曰浮。反此者病。黄帝曰：何如而反？岐伯曰：其气来毛而中央坚，两傍虚，此谓太过，病在外；其气来毛而微，此谓不及，病在中。黄帝曰：秋脉太过与不及，其病何如？岐伯曰：太过则令人气逆而背痛愠愠（《内经》愠愠作愠愠）然①；不及则令人喘，呼吸少气而咳，上气见血，下闻病音。

【注释】

①温温然：气蕴积不舒的样子。

【译文】

黄帝问道：秋天的脉象如浮，怎样才算浮？岐伯说：秋脉主应肺脏，属西方之金，在这个季节里，万物收成，因此脉气来时轻虚以浮，来急去散，所以叫作浮。假如违反了这种现象，就是病脉。黄帝道：怎样算是相反呢？岐伯说：其脉气来浮软而中央坚，两旁虚，这叫作太过，主病在外；其脉气来浮软而微，这叫作不及，主病在里。黄帝道：秋脉太过于不及，发生的病变怎样？岐伯说：太过会使人气逆，背部作痛，愠愠然郁闷而不舒畅；其不及会使人呼吸短气，咳嗽气喘，其上逆而出血，喉间有喘息声音。

【原文】

肺脉来厌厌聂聂①，如落榆荚②，曰肺平。秋以胃气为本（《难经》云：厌厌聂聂，如循榆叶，曰春平脉）。蔼蔼如车盖，按之益大，曰秋平脉。肺脉来不上不下，如循鸡羽③，曰肺病(《巢源》无不字)。肺脉来如物之浮，如风吹毛，曰肺死。

真肺脉至，大而虚，如以毛羽中人肤，色赤白不泽，毛折，乃死。

秋胃微毛，曰平；毛多胃少，曰肺病；但毛无胃，曰死。毛而有弦，曰春病；弦甚，曰今病。

【注释】

①厌厌聂聂：形容脉象轻薄流利。
②如落榆荚：形容脉象轻浮和缓。
③如循鸡羽：形容脉象涩而往来艰难。

【译文】

肺脏的正常脉象，轻虚而浮，像榆荚下落一样轻浮和缓，这是肺的平脉。秋季是以胃气为根本的，肺脏的病脉，脉搏不上不下，就像鸡的羽毛一样，这说明肺脏有病变。肺脏的死脉，脉搏轻浮，就像风吹细毛一样，这是肺脏死亡之象。

肺脏的真脏脉象，脉大而虚软无力，就像用羽毛轻轻地触摸人的皮肤，病人面色白中带红且无光泽，须发焦枯断折，就是要死亡了。

秋季时，脉搏应当从容、柔和、滑利中又有轻浮之象，这是有胃气的正常脉象；如果轻浮之象比较突出，而从容、柔和、滑利不足，是肺脏有病变；如果只是轻浮而失去从容、柔和、滑利之象，就叫作"没有胃气的脉象"，这样就会死亡。秋季时，脉搏从容、柔和、滑利，且轻浮中又有弦象，到了春季时就容易生病；如果弦象特别突出，现时就会发病。

【原文】

肺藏气，气舍魄。喜乐无极则伤魄，魄伤则狂，狂者意不存人，皮革焦，毛悴色夭，死于夏。

秋金肺王。其脉浮（《千金》浮作微）涩而短，曰平脉。反得洪大而散者（《千金》作浮大而洪），是心之乘肺，火之克金，为贼邪，大逆，十死不治(一本云：日、月、年数至四，忌丙丁)。反得沉濡而滑者，是肾之乘肺，子之扶母，为实邪，虽病自愈。反得大而缓者，是脾之乘肺，母之归子，为虚邪，虽病易治。反得弦细而长者，是肝之乘肺，木之陵金，为微邪，虽病即差。

肺脉来泛泛[①]轻如微风吹鸟背上毛，再至，曰平；三至，曰离经，病；四至，脱精；五至，死；六至，命尽。手太阴脉也。

【注释】

①泛泛：轻浮的样子。

【译文】

　　肺主藏气，魄依附在肺脏之气血中。肺因狂喜狂乐而伤及所藏之魄，魄伤则人会发狂，发狂之人意识丧失，皮肤干燥，毛发断落，气色苍白，到夏季火旺时就会受克而死。

　　秋令肺金当旺，脉见浮涩而短，称为无病的脉。假如反得洪大而散之脉，是心乘肺，即火来克金，谓之贼邪，这是非常反常的脉象，九死一生。假使反得沉濡而滑，是主肾来乘肺，即子来扶母，谓之实邪，即使得病也可以自然痊愈。假如反得大而缓之脉，是主脾来乘肺，即母来归子，谓之虚邪，即使得病也较容易治疗。假如反得弦细而长之脉，是主肝来乘肺，即木反侮金，谓之微邪，即使得病也较轻。

　　肺脉来时轻浮流动像微风吹着鸟背上的毛，一呼二至为平；三至为病；四至为脱精；五至为死脉；六至则命绝。以上是手太阴肺的脉象。

【原文】

　　肺脉急甚，为癫疾；微急，为肺寒热，怠堕，咳唾血，引腰背胸，苦鼻息肉不通。缓甚，为多汗；微缓，为痿偏风（一作漏风），头以下汗出不可止。大甚，为胫肿；微大，为肺痹，引胸背，起腰内。小甚，为飧泄；微小，为消瘅。滑甚，为息贲①，上气；微滑，为上下出血。涩甚，为呕血；微涩，为鼠瘘，在颈支掖之间，下不胜其上，其能②喜酸。

　　手太阴气绝则皮毛焦。太阴者，行气温皮毛者也，气弗营则皮毛焦，皮毛焦则津液去，津液去则皮节伤，皮节伤者则爪（爪字一作皮）枯毛折，毛折者则气（气字一作毛）先死。丙笃丁死，火胜金也。

　　肺死脏，浮之虚，按之弱如葱叶，下无根者，死。

上《素问》《针经》，张仲景。

### 【注释】

①息贲：五积之一。因肺气郁结于胁下，有喘息上贲、呼吸迫促的症状，故以为名。

②能（tài）：指形态。

### 【译文】

肺脉急甚的为风气盛，是癫疾的脉象表现；微急的为肺有寒热，表现为倦怠乏力、咳嗽、唾血，咳时牵引胸部和腰背部疼痛，或是鼻中有息肉而导致鼻腔阻塞不通、呼吸不畅等症状。肺脉缓甚的为表虚不固，故经常出汗；微缓的则肺热叶焦，有手足软弱无力的痿病、瘘疮病、半身不遂以及头部以下汗出不止的症状。肺脉大甚的为火盛阴伤，会见到足胫部肿胀；微大的为烦满喘息而呕吐的肺痹病，发作时会牵引胸背作痛。肺脉小甚的为气虚，气虚不摄，所以引发膦气不固的泄泻；微小则出现善食善饥的消瘅病。肺脉滑甚的为实热，会见到喘息气急，肺气上逆；微滑的为热伤血络，会见到口鼻与二阴出血。肺脉涩甚的为血滞不行，会见到呕血；微涩的为气滞而形成的鼠瘘病，多生于颈项和腋下，难以支撑上部重压，所以下肢常常会感到酸软无力。

手太阴经气绝，则皮毛焦枯。手太阴肺，主行气以温养皮毛。气无法温养则皮毛焦，皮毛焦则表现为津液不足，津液不足，则皮肤骨节伤，皮节伤则爪甲干枯毫毛脱落，毫毛脱落，则气先绝。丙日病重，丁日就会死去，属火克金的缘故。

肺脏即将衰竭出现的真脏脉，脉浮虚而无力，重按时虚弱如葱叶，中空无根的，属于死证。

以上出自《素问》《针经》以及张仲景之文。

# 五、肾膀胱部

【原文】

肾象水，与膀胱合为腑(膀胱为津液之腑)。其经足少阴(足少阴肾脉也)，与足太阳为表里(足太阳膀胱脉也)。其脉沉(沉，肾脉之大形也)，其相秋三月(秋金王水相)。其王冬三月，废春三月，囚夏三月，其死季夏六月。其王日壬癸，王时人定、夜半；其困日丙丁，困时禺中、日中；其死日戊己，死时食时、日昳。其神志(肾之所藏者志也)，其主液，其养骨，其候耳，其声呻，其色黑，其臭腐，其液唾，其味咸，其宜酸，其恶甘。肾俞在背第十四椎，募在京门；膀胱俞在背第十九椎，募在中极(横骨上一寸，在脐下五寸前陷者中)。

上新撰。

【译文】

肾脏在五行中属水，与膀胱腑相互配合、依赖。其经脉为足少阴，与足太阳互为表里。其正常的脉象是沉脉。肾气得助于秋季三个月，旺盛于冬季三个月，衰废于春季三个月，囚闭于夏季三个月，衰亡于季夏，即农历六月。旺日为壬日、癸日，旺时为亥时、子时。困日为丙日、丁日，困时为巳时、午时。死日为戊日、己日，死时为辰时、未时。肾藏志，所以其神主志。肾主液，肾液能滋养骨骼的生长，肾开窍于耳，故肾的精气盛衰可以从耳来诊候。其在五声中为呻。其在五色中为黑。其在五臭中为腐。其在五液中为唾。其在五味中为咸。其所喜之味为酸。其所恶之味为甘。肾的俞穴位于背部第十四椎棘突下旁开一寸半处，肾的募穴是京门穴。膀胱的俞穴位于背部第十九椎棘突下旁开一寸半处，募穴在中极。

以上是新撰之文。

【原文】

肾者北方水，万物之所藏(冬则北方用事，王在三时之后，肾在四脏之下，故王北方也。万物春生、夏长、秋收、冬藏)。百虫伏蛰①(冬伏蛰不食之虫，言有百种也)。阳气下陷，阴气上升。阳气中出，阴气烈为霜，遂不上升，化为雪霜，猛兽伏蛰，蜾虫②匿藏(阳气下陷者，谓降于土中也。其气犹越而升出，阴气在上寒盛，阳气虽升出而不能自致，因而化作霜雪。或谓阳气中出，是十月则霜降。猛兽伏蛰者，盖谓龙蛇冬时而潜处。蜾虫，无毛甲者，得寒皆伏蛰，逐阳气所在，如此避冰霜，自温养也)。其脉为沉。沉为阴，在里，不可发汗，发则蜾虫出，见其霜雪(阳气在下，故冬脉沉，温养于脏腑，此为里实而表虚，复从外发其汗，此为逆治，非其法也。犹百虫伏蛰之时，而反出土见于冰霜，必死不疑。逆治者死，此之谓也)。阴气在表，阳气在脏，慎不可下，下之者伤脾，脾土弱即水气妄行(阳气在下，温养诸脏，故不可下也。下之既损于阳气，而脾胃复伤。土以防水，而今反伤之。故令水得盈溢而妄行也)。下之者，如鱼出水，蛾入汤(言治病逆，则杀人，如鱼出水，蛾入汤火之中，立死)。重客在里，慎不可熏，熏之逆客，其息则喘(重客者，犹阳气也，重者，尊重之貌也。阳位尊处于上，今一时在下，非其常所，故言客也。熏谓烧针，及以汤火之辈熏发其汗，如此则客热从外入，与阳气相薄，是为逆也。气上熏胸中，故令喘息)。无持客热，令口烂疮(无持者，无以汤火发熏其汗也。熏之则火气入里为客热，故令其口生疮。阴脉且解，血散不通，正阳遂厥，阴不往从。血行脉中，气行脉外，五十周而复会，如环之无端也。血为阴，气为阳，相须而行。发其汗，使阴阳离别，脉为解散，血不得通。厥者，逆也，谓阳气逆而不复相朝使。治病失所，故阴阳错逆，可不慎也)。客热狂入，内为结胸(阴阳错乱，外热狂入，留结胸中也)。脾气遂弱，清溲痢通(脾主水谷，其气微弱，水谷不化，下痢不息。清者，厕也，溲从水道出，而反清溲者，是谓下痢至厕也)。

上四时经。

## 【注释】

①蛰：动物冬眠。

②蜾（guǒ）虫：一种细腰蜂，用泥土在墙上或树枝上作窝。此泛指小虫。

## 【译文】

肾在五行属水，位应北方。肾之脏气旺于万物潜藏的冬季。此时，百虫蛰伏不出，阳气下藏，阴气上升，但是阳气虽然下藏，有时仍会升出。在上之阴气盛，阳气中出而止，阴气无法阳化，凝为霜雪，就不上升。猛兽虫蛇都伏匿蛰藏。肾脉为沉，沉属阴，病在里，不宜用汗法，若发其汗，是为逆治，譬如在昆虫蛰伏的时候，令其出土，如遇冰霜，就会死去。冬时阳气潜藏，阴气在表阳气在里，慎勿用下法，误用则伤及脾土，脾土弱会引起水气妄行。下之如鱼出水，如蛾投汤，阳气伏藏，慎勿乱用烧针、熏熨之法，迫阳外越，熏发其汗，致生喘息。勿助客热使口生烂疮。而且阴络分解，血不随经通行，阳逆而阴不从。邪热入内，留结胸中，则成为结胸证。误下伤脾，脾气虚弱，则下痢不止而小便清长。

## 【原文】

黄帝问曰：冬脉如营，何如而营？岐伯对曰：冬脉肾也，北方水也，万物之所以合藏，故其气来沉以搏（《甲乙》作濡），故曰营。反此者病。黄帝曰：何如而反？岐伯曰：其气来如弹石者，此谓太过，病在外；其去如数者，此谓不及，病在中。黄帝曰：冬脉太过与不及，其病皆如何？岐伯曰：太过则令人解㑊①，脊脉痛而少气，不欲言；不及则令人心悬如病饥，胁中清②，脊中痛，少腹满，小便黄赤。

## 【注释】

①解㑊：指肢体困倦懈怠，懒于动作的病症。

②䏚（miǎo）中清：䏚，指季肋下挟背两旁空软处；清，寒冷。

## 【译文】

黄帝问道：冬时的脉象如营，怎样才算营？岐伯说：冬脉主应肾脏，属北方之水，在这个季节里，万物闭藏，因此脉气来时沉而搏手，所以叫作营。假如违反了这种现象，就是病脉。黄帝道：怎样算是相反呢？岐伯说：其脉来如弹石一般坚硬，这叫作太过，主病在外；如脉去虚数，这叫作不及，主病在里。黄帝道：冬脉太过与不及，发生的病变怎样？岐伯说：太过会使人精神不振，身体懈怠，脊骨疼痛，气短，懒于说话；不及则使人心如悬，如同腹中饥饿之状，季肋空软处清冷，脊骨作痛，少腹胀满，小便赤黄。

## 【原文】

肾脉来喘喘累累如钩，按之而坚，曰肾平。冬以胃气为本。肾脉来如引葛，按之益坚，曰肾病。肾脉来发如夺索，辟辟如弹石，曰肾死。

真肾脉至，搏而绝，如以指弹石，辟辟①然，色黄黑不泽，毛折，乃死。

冬胃微石，曰平；石多胃少，曰肾病；但石无胃，曰死。石而有钩，曰夏病；钩甚，曰今病。

凡人以水谷为本，故人绝水谷则死，脉无胃气亦死。所谓无胃气者，但得真脏脉，不得胃气也。所谓脉不得胃气者，肝不弦，心但钩，胃但弱，肺但毛，肾不石也。

【注释】

①辟辟：急促而不均匀的样子。

【译文】

肾脏的正常脉象，脉搏圆滑流利又有回曲之象，按时有种坚实之感，这说明肾脏的功能是正常的。冬季是以胃气为根本的，肾脏的病脉，脉搏就像牵引葛藤，脉体坚硬，这是肾脏发生了病变。肾脏的死脉，脉搏如绳索突然脱落或如手指弹石那样坚硬，这是肾脏死亡之象。

肾脏的真脏脉象，搏击而欲断绝，像是用手弹石块一样坚硬不柔和，病患面色黑中带黄且无光泽，须发焦枯断折，就是要死亡了。

冬季时，脉搏应当从容、柔和、滑利中又有沉象，这是有胃气的正常脉象；如果沉象比较突出，而从容、柔和、滑利不足，是肾脏有病变；如果只见沉，但失去从容、柔和、滑利之象，就叫作"没有胃气的脉象"，这样就会死亡。冬季时，脉搏从容、柔和、滑利，且沉中又有洪象，到了夏季时就容易生病；如果洪象非常突出，现时就会生病。

人依靠水谷的营养而生存，所以人断绝水谷后，就要死亡；胃气化生于水谷，如脉无胃气也要死亡。上面所提到的脉象无胃气，是只有真脏脉，而没有从容、柔和、滑利的脉象。如果是肝脉，就失去了弦象，肾脉，就失去了沉象。

【原文】

肾藏精，精舍志。盛怒而不止则伤志，伤志则善忘其前言，腰脊痛，不可以俯仰屈伸，毛悴色夭，死于季夏。

冬肾水王，其脉沉濡而滑，曰平脉。反得大而缓者，是脾之乘肾，土之克水，为贼邪，大逆，十死不治(一本云：日、月、年数至一，忌戊己)。反得弦细而长者，是肝之乘肾，子之扶母，为实邪，虽病自愈。反得浮(《千金》作微)涩而短者，是肺之乘肾，母之归子，为虚邪，虽病易治。反得洪大而散者(《千金》作浮大而洪)，是心之乘肾，火之陵水，为微邪，虽病即差。

肾脉沉细而紧，再至，曰平；三至，曰离经，病；四至，脱精；五至，死；六至，命尽。足少阴脉也。

【译文】

肾主要用以贮藏精气，志依附在肾脏之精气中。肾因大怒不止而伤及所藏之志，志伤则易遗忘曾经说过的话，腰脊活动困难，毛发断落，气色苍白，到长夏土旺时就会受克而死。

冬令肾水当旺，脉见沉濡而滑，称为平脉。倘若反得大而缓，此乃脾来乘肾的征象，即土来克水，谓之贼邪，此为非常反常的脉象，十死不治。倘若反得弦细而长的脉，此乃肝来乘肾的征象，即子来扶母，谓之实邪，即使得病也可自然痊愈。假使反得浮涩而短的脉，此乃肺来乘肾的征象，即母来归子，谓之虚邪，即使得了病，治疗起来，也较为容易。假使反得洪大而散的脉，此乃心来乘肾的征象，即火来凌水，谓之微邪，虽然有了病，也是很轻的。

肾脉来时沉细而紧，一呼两至为平脉；三至为病；四至为脱精；五至为死脉；六至则命绝。乃足少阴之脉象。

【原文】

肾脉急甚，为骨痿、癫疾；微急，为奔豚、沉厥，足不收，不得前后。缓甚，为折脊；微缓，为洞下，洞下者食不化，入咽还出。大甚，为阴痿；微大，为石水，起脐下以至小腹肿，垂垂然[①]，上至胃管，死不治；小甚，为洞泄；微小，为消瘅。滑甚，为癃㿉；微滑，为骨痿，坐不能起，目无所见，视见黑花。涩甚，为大痈；微涩，为不月水，沉痔。

足少阴气绝则骨枯。少阴者，冬脉也，伏行而濡骨髓者也。故骨不濡则肉不能著骨也，骨肉不相亲则肉濡而却，肉濡而却故齿长而垢(《难经》垢字作枯),发无泽。发无泽者,骨先死。戊笃己死,土胜水也。

肾死脏,浮之坚,按之乱如转丸,益下入尺中者,死。

上《素问》《针经》,张仲景。

【注释】

①垂垂然:下垂的样子。

【译文】

肾脉急甚的为病邪深入于骨,发为骨癫病;微急的为肾寒,故出现肾气沉滞以致失神昏厥的症状,以及肾脏积气的奔豚症,两足难以屈伸,大小便不通。肾脉缓甚的为阴不足,故腰脊疼痛不可仰;微缓的为肾气虚,故大便洞泄,或是食物下咽之后,还未消化便吐出。肾脉大甚的为阴虚火旺,故发阴痿不起;微大的为石水病,从脐以下至小腹部胀满,有重坠感,若肿满上达胃脘部,则为不易治疗的死证。肾脉小甚的是元气虚衰,故发洞泄病;微小的是精血不足,故出现消瘅病。肾脉滑甚的为有热,故发小便癃闭,阴囊肿大;微滑的为肾虚内热,其病病人能坐而不能起,站起则两眼昏花,视物不清。肾脉涩甚的为气血阻滞,会见到气血阻滞以致外发大痈;微涩的为气血不利,故出现妇女月经不调,或痔疮经久不愈。

足少阴肾经之经气竭绝,就会出现骨骼枯槁的病象。肾应于冬,肾脉称为"冬脉",其脉伏行在深部而濡养骨髓。倘若骨髓得不到濡养而致骨骼枯槁,那么肌肉也就不能再附着于骨骼上了;骨肉不能亲合而分离,肌肉就软弱萎缩;肌肉软缩,就会使牙齿长长,并使牙齿上积满污垢,同时,还会出现头发失去光泽等现象。这种病症,逢戊日变得严重,逢己日人就会死亡。这都是因为戊、己属土,肾属水,而土能克水。

肾脏即将衰竭所出现的真脏脉,脉浮而轻按坚实,重按则紊乱,形状像弹丸一样转动,在尺部特别明显,属于死证。

以上出自《素问》《针经》以及张仲景之文。

# 脉经卷 第四

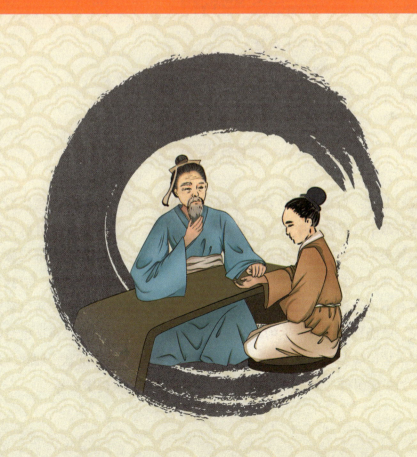

# 一、辨三部九候脉证

【原文】

经①言：所谓三部者，寸、关、尺也；九候者，每部中有天、地、人也。上部主候从胸以上至头，中部主候从膈以下至气街，下部主候从气街②以下至足。浮、沉、牢、结、迟、疾、滑、涩，各自异名，分理察之，勿怱观变，所以别三部九候，知病之所起。审而明之，针灸亦然也。故先候脉寸中（寸中，一作寸中于九）。浮在皮肤，沉细在里。昭昭天道③，可得长久。

【注释】

①经：此指《难经·十八难》。
②气街：即气冲穴。
③天道：自然规律。

【译文】

医经上说：所谓三部，就是寸部、关部、尺部。所谓九候，是指寸、关、尺每部中有浮取、中取和沉取，分别合于天、地、人。上部寸脉主候胸部以上到头部的疾病，中部关脉主候胸膈以下到脐部的疾病，下部尺脉主候脐部以下到足部的疾病。浮脉、沉脉、牢脉、结脉、迟脉、疾脉、滑脉、涩脉，各有不同名称，分清脉理观察它，不要疏忽观察它的变化。所以辨别三部九候，就能知道疾病发生的部位，详审思考就能明白。针灸辨证也是同样的道理。故诊病要先候脉于寸口。大凡浮脉，病在皮肤；沉脉、细脉，病在里部。如果能明辨三部九候脉象变化的规律，就可使人健康长寿。

三部九候是中国古代最早的一种全身遍诊法,它把人体分为天、地、人三部,每部又各分为天、地、人三候,合为九候,并以此来诊察全身疾病。

三部九候诊脉法

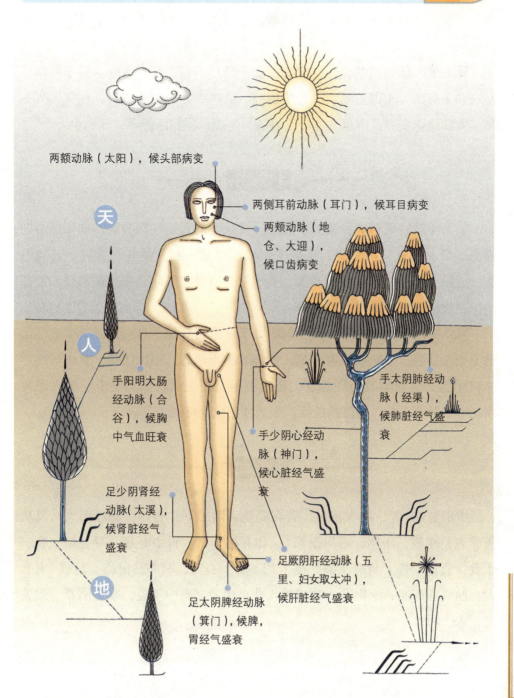

【原文】

上部之候，牢、结、沉、滑，有积气在膀胱。微细而弱，卧引里急，头痛，咳嗽，逆气上下。心膈上有热者，口干渴燥。病从寸口，邪入上者，名曰解。

脉来至，状如琴弦，苦少腹痛，女子经月不利，孔窍生疮；男子病痔，左右胁下有疮。上部不通者，苦少腹痛，肠鸣。寸口中虚弱者，伤气，气不足。大如桃李实，苦痹也。寸口直上者，逆虚也。如浮虚者，泄利也。

【译文】

上部寸脉，见牢脉、结脉、沉脉、滑脉，是有积气在膀胱。如果见微细而弱，卧时出现牵引里急、头痛、咳嗽、呼吸不利，是肺气失宣、升降失利。心膈上有热的，会口干燥渴。病情与寸口脉相适应，而且病邪侵入上部的，是病情缓解的预兆。

脉象来时形状如琴弦，患少腹痛，于女子则月经不通利，阴道生疮；于男子则患痔疮，左右胁下有痈疮。上部寸脉不通的，患少腹痛，腹中肠鸣。寸口中部关脉虚弱的伤气，气伤则气不足。腹中结块大如桃李，病人患痹痛。寸口脉直上的，是虚损逆证。如果寸口脉浮虚的，是泄泻下利。

【原文】

中部脉结①者，腹中积聚。若在膀胱、两胁下，有热。脉浮而大，风从胃管入，水胀，干呕，心下澹澹②，如有桃李核。胃中有寒，时苦烦、痛、不食，食即心痛，胃胀支满，膈上积。胁下有热，时寒热淋露。脉横③出上者，胁气在膀胱，病即著。右横关入寸口中者，膈中不通，喉中咽难。刺关元，入少阴。

### 【注释】

①脉结：此指脉气结聚不舒利。
②澹澹（dàn dàn）：水液震荡的样子。
③脉横：指脉象阔大充满。

### 【译文】

中部关脉结的，腹中有积聚。如果积聚在膀胱、两胁下，是有热。脉浮而大，风邪从胃脘部侵入，出现水胀、干呕、心下有水液震荡之感，像有桃李核梗阻不适。如果胃中有寒，病患则经常心烦、腹痛、不能食，食即心口痛、胃胀、支满、膈上积滞不舒。如果两胁下有热，经常会恶寒发热，汗出如淋露。脉象阔大充满而超过寸部的，是胁迫膀胱之气结的病邪附着不解。右手脉象阔大充满，从关部入寸口中的，是膈中满闷不通，喉中吞咽困难。可针刺关元穴，从少阴论治。

### 【原文】

下部脉者，其脉来至浮大者，脾也。与风集合，时上头痛，引腰背，小滑者，厥①也，足下热，烦满，逆上抢心，上至喉中，状如恶肉，脾伤也。病少腹下，在膝、诸骨节间，寒清不可屈伸；脉急如弦者，筋急，足挛结者，四肢重。从尺邪入阳明者，寒热也。大风②邪入少阴，女子漏白下赤，男子溺血，阴萎不起，引少腹痛。

### 【注释】

①厥：此指热厥证。
②大风：此指风邪之甚者。

【译文】

下部之尺脉脉来浮大的,是脾病。与风邪集合时,可经常头痛,并痛引腰背;脉小而滑的,是热厥证,证见足下热,烦满,逆气上冲于心,而至喉中,病状如有恶肉,是为脾伤。病在少腹下,在膝诸骨节之间,则局部寒冷不可屈伸,脉急如弦,筋急,足挛结的,四肢沉重。风邪从尺部入于阳明的,是寒热证。大风之邪从尺部入于少阴,在女子则赤白漏下,在男子则尿血,阴痿不起,并引少腹疼痛。

| 左右寸关尺三部与脏腑经脉配合表 | | | |
|---|---|---|---|
| 左右手 | 三部 | | |
| | 寸 | 关 | 尺 |
| 左 | 手少阴心（火）<br>手太阳小肠 | 足厥阴肝（木）<br>足少阳胆 | 足少阴肾（水）<br>足太阳膀胱 |
| 右 | 手少阴肺（金）<br>手阳明大肠 | 足太阴脾（土）<br>足阳明胃 | 手厥阴心包络（火）<br>手少阳三焦 |

| 寸关尺三部配合脏腑异同对照表 | | | | | | |
|---|---|---|---|---|---|---|
| 医家姓名 | 寸 | | 关 | | 尺 | |
| | 左 | 右 | 左 | 右 | 左 | 右 |
| 王叔和 | 心<br>小肠 | 肺<br>大肠 | 肝<br>胆 | 脾<br>胃 | 肾<br>膀胱 | 肾<br>命门 |
| 李濒湖 | 心<br>膻中 | 肺<br>胸中 | 肝<br>胆 | 脾<br>胃 | 肾<br>膀胱<br>小肠 | 肾<br>命门<br>大肠 |
| 张景岳 | 心<br>心包络 | 肺<br>膻中 | 肝<br>胆 | 脾<br>胃 | 肾<br>膀胱<br>大肠 | 肾<br>三焦<br>命门<br>大肠 |

【原文】

人有三百六十脉，法三百六十日。三部者，寸、关、尺也。尺脉为阴，阴脉常沉而迟；寸、关为阳，阳脉俱浮而速。气出为动，入为息。故阳脉六息七息十三投，阴脉八息七息十五投，此其常也。

二十八脉①相逐上下，一脉不来，知疾所苦。尺胜治下，寸胜治上，尺寸俱平治中央。

脐以上阳也，法于天；脐以下阴也，法于地；脐为中关。头为天，足为地。

【注释】

①二十八脉：即手足十二经脉及任、督、阴跷、阳跷脉。

【译文】

人有三百六十脉，比象三百六十日。脉的三部，指寸部、关部、尺部。尺脉为阴脉，阴脉常沉而迟；寸脉、关脉为阳脉，阳脉俱浮而数。气从鼻孔呼出为动，吸入为息。所以阳脉六息或七息内跳动至十三次，阴脉八息或七息内跳动至十五次，这是阳脉阴脉的正常情况。

人体的二十八经脉，相互奔走运行，有上有下，如果某一脉气不来，就可察知疾病情况。尺脉偏胜的应治疗下焦，寸脉偏胜的应治疗上焦，尺脉寸脉都正常的治疗中焦。

脐部以上为阳，比象于天；脐部以下为阴，比象于地；脐部居中央，头在上为天，足在下为地。

【原文】

有表无里，邪之所止，得鬼病①。何谓有表无里？寸尺为表，关为里，两头有脉，关中绝不至也。尺脉上不至关为阴绝②，寸脉下不至关为阳绝③。阴绝而阳微，死不治。三部脉或至或不至，冷气在胃中，故令脉不通也。

【注释】

①鬼病：此指寸尺有脉而关脉不来的阴绝和阳绝之死证。
②阴绝：此指肾气衰绝。
③阳绝：此指心肺气机衰绝。

【译文】

脉象出现有表无里，是邪气停聚，得了危重的死证。什么叫有表无里呢？寸部尺脉为表，关部为里，寸、尺两头有脉，关脉摸不到，尺脉之气不上行至关，此为阴绝，寸脉之气不下行至关，此为阳绝。阴绝而阳微，是难治的死证。寸关尺三部脉或至或不至，冷气凝在胃中，所以使脉气不通。

【原文】

岐伯曰：形盛脉细，少气不足以息者，死；形瘦脉大，胸中多气者，死。形气相得者，生；参伍不调者，病。三部九候皆相失者，死。上下左右之脉相应如参舂①者，病甚；上下左右相失不可数者，死。中部之候虽独调，与众脏相失者，死；中部之候相减者，死。目内陷者，死。

【注释】

①参舂：参差不齐，如舂杵之上下，轻重不一，节律不匀。

**【译文】**

岐伯说：体形充实，但脉细，气少，满足不了呼吸的病证，主死证。体形消瘦，脉反而大，胸中的气很多，这样的病证多数会死亡。形体与神气协调一致，这样愈后就较好。脉搏参差不齐地跳动，大多数是有病。三部九候的脉象不相协调，大多数是死证。三部九候中上下左右脉相应，鼓指明显，像舂捣谷物，说明病情较重，上下左右脉不相协调，快却数不清，大多数是死证。中部的脉象虽单独调和，但是上部、下部多脏之脉已经失调，大多数会死亡。中部脉象衰减，并与上部下部脉不相协调，大多数是死证。两眼内陷，也会死亡。

**【原文】**

黄帝曰：冬阴夏阳奈何？岐伯曰：九候之脉皆沉细悬绝①者，为阴，主冬，故以夜半死；盛躁喘数者，为阳，主夏，故以日中死。是故寒热者，平旦死；热中及热病者，日中死；病风者，以日夕死；病水者，以夜半死；其脉乍数乍疏乍迟乍疾者，以日乘四季死；形肉以脱，九候虽调，犹死。七诊虽见，九候皆顺者，不死。所言不死者，风气之病及经月之病，似七诊之病而非也，故言不死。若有七诊之病，其脉候亦败者，死矣。必发哕噫，必审问其所始病与今之所方病，而后各切循其脉，视其经络浮沉，以上下逆顺循之。其脉疾者，不病；其脉迟者，病；脉不往来者，死；皮肤著②者，死。

**【注释】**

①悬绝：指脉极度虚细，空泛无根。
②皮肤著：皮肤枯槁着骨。

这是《易经》中的一幅图，用在这里是想说明阴阳之间的关系：夜为阴昼为阳，冬为阴夏为阳。脉象的变化与昼夜冬夏时间的变化相对应，所以有阴脉的人常在夜半死亡，有阳脉的人常在日中死亡。《内经》中的"冬阴夏阳"即是此意，中医大夫常由此根据病人的脉象来推断病人的死亡时间。

《内经》天地门户图

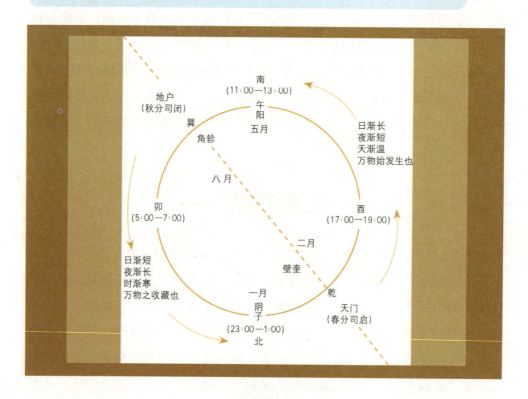

【译文】

黄帝道：冬为阴，夏为阳，脉象与之相应如何？岐伯说：三部九候的脉象都表现为沉细弦绝，属阴，与冬季相应，因此病人大多在夜半死亡。如果三部九候的脉象，躁动如喘且疾数，属阳，与夏季相应，因而病人大多在日中死亡。因此，如果病人表现为既恶寒又发热，大多在早晨死亡。体内有热或得了热性病，大多在中午死亡。风病大多在晚上死亡。水病大多在半夜死亡。如果脉搏忽疏忽密或忽快忽慢，大多在辰、戌、丑、未四个时辰内死亡。形肉已经瘦脱，虽三部九候的脉象是调和的，也仍然会死亡。虽然七诊脉象出现，但九候脉象与四时阴阳变化一致，一般不会死。提到的不死疾病是指风病和妇女的月经病，虽然脉搏与七诊之脉类似，但实质上并不是，所以也不会死亡。如果有七诊病的脉象，九候脉象也败坏了，这是死亡的征兆。在诊断时，一定要详细地询问疾病刚起时的情况，现在又有哪些症状，然后切按三部九候脉搏，观察经络是浮是沉，或从上部逐渐切循到下部，或从下部逐渐切循到上部。如果脉搏流利就是没病，脉搏迟缓就是有病，脉断绝而不往来的，就是死证，久病时皮肤是干枯的，也是死证。

【原文】

两手脉，结上部者，濡；结中部者，缓；结三里者，豆起。弱反在关，濡反在巅。微在其上，涩反在下。微即阳气不足，沾热①汗出；涩即无血，厥而且寒。

【注释】

①沾热：虚盛发热。

【译文】

两手脉气，结聚在寸部的，见濡脉；结聚在关部的，见缓脉；结聚在手三里的，有豆状之突起。弱脉反而出现在关部，濡脉反而出现在寸部。微脉在寸部，涩脉反在尺部。脉微即阳气不足，虚盛发热而汗多；涩脉即阴血亏竭，四肢厥冷而且恶寒。

【原文】

黄帝问曰：余每欲视色、持脉，独调①其尺，以言其病，从外知内，为之奈何？岐伯对曰：审其尺之缓、急、小、大、滑、涩，肉之坚脆，而病形变定矣。调之何如？对曰：脉急者，尺之皮肤亦急；脉缓者，尺之皮肤亦缓；脉小者，尺之皮肤减而少；脉大者，尺之皮肤亦大；脉滑者，尺之皮肤亦滑；脉涩者，尺之皮肤亦涩。凡此六变，有微有甚。故善调尺者，不待于寸；善调脉者，不待于色。能参合行之，可为上工。

**【注释】**

①调（diào）：测度，此为诊察之意。

**【译文】**

黄帝向岐伯问道：我想不通过观察颜色和脉诊，只从尺肤诊去诊察疾病，从病人外在的表现去推断内在的病变，应当怎样进行呢？岐伯说：详细审察尺肤的缓急、小大、滑涩，肌肉的坚实与脆弱，就可以确定属于哪一类的病症了。黄帝说：诊察这些脉象的方法是怎样的呢？岐伯回答说：脉搏急促的，尺部皮肤也显得紧急；脉搏徐缓的，尺部皮肤也显得弛缓。脉象小的，尺部皮肤也显得瘦薄而少气；脉象大的，尺部皮肤也大而隆起。脉象滑的，尺部皮肤也显得滑润；脉象涩的，尺部皮肤也显得枯涩。这六种变化，有轻有重，有显著的也有不甚显著的。所以善于诊察尺肤的医生，不必等待诊察寸口的脉象；善于诊察脉象的医生，不必等待观察面色。能够将色、脉、尺肤这三者相互配合而进行诊断的医生，就可以称为高明的医生。

**【原文】**

尺肤滑以淖泽①者，风也；尺内弱，解㑊，安卧脱肉者，寒热也；尺肤涩者，风痹也；尺肤粗如枯鱼之鳞者，水泆饮也；尺肤热甚，脉盛躁者，病温也，其脉盛而滑者，汗且出；尺肤寒甚，脉小（一作急）者，泄，少气；尺肤烜然②（烜然，《甲乙》作热灸人手），先热后寒者，寒热也；尺肤先寒，久持之而热者，亦寒热也；尺烜然热，人迎大者，尝夺血；尺紧人迎脉小甚，则少气；色白有加者，立死。

【注释】

①淖（nào）泽：湿润而有光泽。
②烜（xuān）然：火盛的样子。在此形容热势之盛。

【译文】

尺部皮肤肌肉润滑光泽的，多为风病。尺部皮肤肌肉瘦弱松软，身体倦怠，嗜睡，卧床不起，肌肉消瘦的，是寒热虚劳之病，不容易治愈。尺部皮肤肌肉滞涩，多为风痹。尺部肌肤粗糙不润，像干枯的鱼鳞，是脾土虚衰、水饮不化的溢饮病。尺部皮肤肌肉很热，而且脉象躁动盛大，多为温病，如果见脉象盛大而滑利但不躁动，是汗将出的征象。尺部肌肤寒冷不温，脉细小无力，是泄泻或气虚的病征。尺部皮肤肌肉高热，而且先热后冷，多属寒热疾病，尺部皮肤肌肉寒凉，如果按之过久即发热，也是多属寒热疾病。尺部皮肤肌肉高热，人迎脉盛大，多为出血病症。尺部皮肤肌肉坚硬而大，脉非常之小，多属少气，如果加有烦闷现象，并且日趋严重，是阴阳俱绝的征候，在短时间内就会死亡。若再出现烦闷，病患便会立即死亡。

# 二、平杂病脉

【原文】

滑为实、为下，又为阳气衰。数为虚、为热。浮为风、为虚。动为痛、为惊。

沉为水、为实（又为鬼疰①）。弱为虚、为悸。

迟则为寒，涩则少血，缓则为虚，洪则为气（一作热），紧则为寒，弦数为疟。

疟脉自弦，弦数多热，弦迟多寒。微则为虚，代散则死。

弦为痛痹（一作浮为风痓），偏弦为饮，双弦则胁下拘急而痛，其人涩涩恶寒。

【注释】

①鬼疰（zhù）：病名，又名劳瘵、尸疰、传尸、肺痨等，即肺结核。证见咳嗽、吐痰、咯血、盗汗、潮热、颧红、消瘦等。起病缓慢，具有传染性。

【译文】

滑脉为实证、为下焦病，又为阳气衰微的证候。数脉为虚证、为热证。浮脉为外感风证、为虚证。动脉为痛证、为惊风。

沉脉为水气病、为实证。弱脉为虚证、为心悸证。

迟脉则为寒证，涩脉则为血虚，缓脉则为虚证，洪脉则为气盛，紧脉则为寒证，弦数脉为疟疾。

疟疾的主脉是弦，弦数的多为热证，弦迟的多为寒证。微脉则为虚证，代脉和散脉则为死证。

弦脉为痛痹，一边手出现弦脉为水饮，双手出现弦脉则胁下拘急而痛，病患会涩涩恶寒。

【原文】

脉大，寒热在中。

伏者，霍乱。

安卧，脉盛，谓之脱血。

凡亡汗，肺中寒饮，冷水①咳嗽，下利，胃中虚冷，此等其脉并紧。

浮而大者，风。

浮大者，中风，头重，鼻塞。

浮而缓，皮肤不仁，风寒入肌肉。

滑而浮散者，瘫缓风。

滑者，鬼疰。

涩而紧，痹病。

浮洪大长者，风眩癫疾。

大坚疾者，癫病。

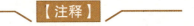

①冷水：此指寒水之邪。

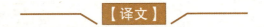

脉大是寒热邪气在中。

脉伏的，是霍乱。

病患嗜卧，脉来极盛，是脱血的现象。

凡是汗出淋漓欲脱，肺受寒饮水邪咳嗽、下痢，胃中虚冷，这类病人脉象皆紧。

脉浮而大的，是风证。

脉浮大的，是外感风邪，见头重、鼻塞。

脉浮而缓的，是皮肤不仁，为风寒邪气入侵肌肉所致。

脉滑而浮散的，是中风瘫痪症。

脉滑的，是鬼疰。

脉涩而紧的，是痹病。

脉浮洪大长的，是风邪所致的目眩及头部疾患。

大坚而疾的，是癫痫病。

## 【原文】

弦而钩，胁下如刀刺，状如蜚尸①，至困不死。

紧而急者，遁尸②。

洪大者，伤寒热病。

浮洪大者，伤寒。秋吉，春成病。

浮而滑者，宿食。

浮滑而疾者，食不消，脾不磨。

短疾而滑，酒病。

浮而细滑，伤饮。

## 【注释】

①蜚（fēi）尸：病名。指严重之危症。蜚通飞。指病忽然而至，如飞走之疾。

②遁尸：病名。一种突然发作、以心腹胀满刺痛、喘急为主症的危重病症。

## 【译文】

脉弦而来盛去衰，来疾去迟，胁下痛如刀刺，状如飞尸，来去都很快，虽然困极，但不会死亡。

脉紧而急的，是遁尸证。

脉洪大的，是伤寒热病。

脉浮洪大的，是伤寒。秋天出现为吉，春天出现为病。

脉浮而滑的，是宿食。

脉浮滑而疾的，是食积不消，脾不运化。

脉短疾而滑的，是酒食积滞。

脉浮而细滑的，是水饮所伤。

## 【原文】

迟而涩，中寒，有癥结。

快而紧，积聚，有击痛。

弦急，疝瘕，小腹痛，又为癖病①（一作痹病）。

迟而滑者，胀。

盛而紧，曰胀。

弦小者，寒癖。

沉而弦者，悬饮，内痛。

弦数，有寒饮，冬夏难治。

紧而滑者，吐逆。

小弱而涩，胃反②。

## 【原文】

①癖（pǐ）病：指痞块生于两胁，时痛时止的病证，多由饮食不节，寒痰凝聚，气血瘀阻所致。

②胃反：病症名，又称反胃、翻胃，是指饮食入胃，停滞不化，良久反出的病症。

## 【译文】

脉迟而涩，是腹中有寒，腹中有癥瘕积聚。

脉快而紧，是腹中有积聚，有叩击痛。

脉弦急，是疝瘕，小腹痛，又主癖病。

脉迟而滑的，是腹胀。

脉盛而紧的，称为胀病。

脉弦小的，是寒癖。

脉沉而弦的，是悬饮，内有疼痛。

脉弦数的,是有寒饮,冬、夏季发病的难治。

脉紧而滑的,是呕吐呃逆。

脉小弱而涩的,是反胃。

【原文】

迟而缓者,有寒。

微而紧者,有寒。

沉而迟,腹脏有冷病。

微弱者,有寒,少气。

实紧,胃中有寒,苦不能食。时时利者,难治（一作时时呕稽留难治）。

滑数,心下结,热盛。

滑疾,胃中有热。

缓而滑,曰热中。

沉（一作浮）而急,病伤寒,暴发虚热。

【译文】

脉迟而缓的,有寒邪。

脉微而紧的,有寒邪。

脉沉而迟的,是腹内脏器有冷病。

脉微弱的,是气虚有寒。

脉实紧的,是胃中有寒,饮食不进。经常下利的,难治。

脉滑数的,是心下有结,为热盛。

脉滑疾的,是胃中有热。

脉缓而滑的,称为热中。

脉沉而急的,是患伤寒,暴发虚热。

## 【原文】

浮而绝者,气。

辟大而滑,中有短气。

浮短者,其人肺伤。诸气微少,不过一年死。法当嗽也。

沉而数,中水。冬不治自愈。

短而数,心痛,心烦。

弦而紧,胁痛,脏伤,有瘀血(一作有寒血)。

沉而滑,为下重,亦为背膂痛。

脉来细而滑,按之能虚,因急持直者,僵仆,从高堕下,病在内。

## 【译文】

脉浮而极微细的,是气急症。

脉偏大而滑的,是胸中短气。

脉浮短的,是病患肺气损伤。各种气机微弱衰小,估计一年内死亡,按证候规律应当有咳嗽。

脉沉而数,是水毒之病,如果得自冬天可不治自愈。

脉短而数,是心痛、心烦。

脉弦而紧,是胁痛,为内脏受伤并有瘀血。

脉沉而滑,是下肢沉重,或为背脊痛。

脉来细而滑重按无力,是由于急骤持重直立引起的,或因突然倒地,或因从高处跌落,其病在内。

# 三、诊五脏六腑气绝证候

【原文】

病人肝绝，八日死。何以知之？面青，但欲伏眠，目视而不见人，汗（一作泣）出如水不止（一曰二日死）。

病人胆绝，七日死，何以知之？眉为之倾。

病人筋绝，九日死。何以知之？手足爪甲青，呼骂不休（一曰八日死）。

病人心绝，一日死。何以知之？肩息，回视，立死（一曰目亭亭，一日死）。

病人肠（一云小肠）绝，六日死。何以知之？发直如干麻，不得屈伸，白汗[1]不止。

病人脾绝，十二日死。何以知之？口冷，足肿，腹热，胪胀[2]，泄利不觉，出无时度（一曰五日死）。

病人胃绝，五日死。何以知之？脊痛，腰中重，不可反覆（一曰腓肠平，九日死）。

病人肉绝，六日死。何以知之？耳干，舌皆肿，溺血，大便赤泄（一曰足肿，九日死）。

病人肺绝，三日死。何以知之？口张，但气出而不还（一曰鼻口虚张短气）。

病人大肠绝，不治。何以知之？泄利无度，利绝则死。

病人肾绝，四日死。何以知之？齿为暴枯，面为正黑，目中黄色，腰中欲折，白汗出如流水（一曰人中平，七日死）。

病人骨绝，齿黄落，十日死。

诸浮脉无根者，皆死。已上五脏六腑为根也。

### 【注释】

①白汗：自汗。

②胪（lú）胀：腹部胀满。

### 【译文】

患者肝气断绝不通，八日内就会死亡。怎么知道呢？面部发青，但欲伏卧，眼睛看不见人，汗出很多，如水流不止。

患者胆气断绝不通，七日内会死。怎么知道呢？眉毛因之倾斜。

患者筋绝，九日内会死，怎么知道筋绝的呢？手足爪甲发青，又呼骂不止。

患者心气断绝不通，在一日内死亡。怎么知道呢？喘息引动肩臂，眼向上凝视，立死无疑。

患者小肠气断绝不通，六日内会死亡。怎么知道呢？头发发直像干麻一样，摸之不应手屈伸，同时可见自汗不止。

患者脾气断绝不通，十二日内会死亡。怎么知道呢？口冷足肿，腹部有热而膨胀，大便不禁，溏泄自流，而且次数频繁。

患者胃气断绝不通，五日内会死亡。怎么知道呢？脊柱痛，腰里有重坠感觉，身体不能翻转。

患者肉绝，六日内会死亡。怎么知道呢？耳干，舌体出现肿胀，小便出血，大便亦泄泻而色赤。

患者肺气断绝不通，三日内会死亡。怎么知道呢？张口呼吸，只有气呼出，而没有气吸入。

患者大肠气断绝不通，是危险难治之症。怎么知道呢？泄泻无法停止，到无物可泻就会死亡。

患者肾气断绝不通，四日内就会死亡。怎么知道呢？牙齿突出且枯桴，脸色呈现正黑色，目中呈现黄色，腰部似折断般疼痛，汗出如流水。

患者骨气断绝的，牙齿发黄脱落，十日内就会死亡。

以上皆是出现浮脉而失去根本的缘故，都是死候。

# 四、诊损至脉

**【原文】**

脉有损至①,何谓也?然:至之脉,一呼再至曰平②,三至曰离经③,四至曰夺精④,五至曰死⑤,六至曰命绝⑥。此至之脉也。何谓损?一呼一至曰离经,再呼一至曰夺精,三呼一至曰死,四呼一至曰命绝。此损之脉也。至脉从下上,损脉从上下也。

**【注释】**

①损至:损,减损,有退的含义;至,极、最,有进的含义。这里指脉搏次数较正常减少的,就是损,增多的就是至。

②一呼再至曰平:这里的至,是脉的搏动。平是气血和平,即正常的意思。一呼再至,就是在一呼气的时间内,脉跳动两次。

③离经:指脉搏至数背离了正常的规律性。

④夺精:是人体的精气被耗散了的意思。

⑤死:指极端危险,濒于死亡。

⑥命绝:死亡。

**【译文】**

脉搏有损和至的现象,它们的情况是怎么样的?答:至脉是一呼脉搏两次的叫作平脉,一呼脉搏三次的叫作离经,一呼脉搏四次的叫作夺精,一呼脉搏五次的叫作死脉,一呼脉搏六次的叫作命绝。这些就是至脉的现象。所谓损脉是怎样的呢,一呼脉搏一次叫作离经,两呼脉搏一次叫作夺精,三呼脉搏一次的叫作死脉。四呼脉搏一次叫作命绝。这就是损脉的现象。至脉致病,由肾脏上传到肺,是从下向上传变的,损脉则由肺脏下传到肾,是从上向下传变的。

## 【原文】

损脉之为病奈何?然:一损损于皮毛,皮聚而毛落;二损损于血脉,血脉虚少,不能荣于五脏六腑也;三损损于肌肉,肌肉消瘦,食饮不为肌肤;四损损于筋,筋缓不能自收持;五损损于骨,骨痿不能起于床。反此者,至之为病也。从上下者,骨痿不能起于床者,死;从下上者,皮聚而毛落者,死。

### 损脉与至脉

## 损脉

| 名称 | 脉象 | 意义 |
| --- | --- | --- |
| 离经 | 一呼脉动一次 | 已非正常脉象 |
| 夺精 | 二呼脉动一次 | 精气已失 |
| 死脉 | 三呼脉动一次 | 已无法医治 |
| 命绝 | 四呼脉动一次 | 即将死亡 |

## 至脉

| 名称 | 脉象 | 意义 |
| --- | --- | --- |
| 离经 | 一呼脉动三次 | 已非正常脉象 |
| 夺精 | 一呼脉动四次 | 精气已失 |
| 死脉 | 一呼脉动五次 | 已无法医治 |
| 命绝 | 一呼脉动六次 | 即将死亡 |

## 病症发展状况

| 五损 | 现象 | 五脏 | 损脉病症 | 至脉病症 |
| --- | --- | --- | --- | --- |
| 一损 | 皮肤起皱,毛发脱落 | 肺 | 从上向下传变 死 | 死 从下往上传变 |
| 二损 | 血脉虚少,脏腑失养 | 心 | | |
| 三损 | 肌肉松弛瘦弱 | 脾 | | |
| 四损 | 筋疲力弱,运动不利 | 肝 | | |
| 五损 | 骨痿无力,不能行走 | 肾 | | |

## 【译文】

损脉的病症情况怎样呢？答：一损是损害肺所主的皮毛，主要是皮肤皱缩和毛发脱落；二损是损害心所主的血脉，主要是血脉虚衰不足，不能正常的运行以营养五脏六腑；三损是损害脾所主的肌肉，主要是肌肉消瘦，饮食物的养分不能输布到肌肉与皮肤；四损是损害肝所主的筋，主要是筋缓弱，不能自主收缩和支持；五损是损害肾所主的骨，主要是骨痿软无力，不能起床。相反，就是至脉的病症。病从上向下传变，到了骨痿无力不能起床的程度就是死亡；病从下向上传变，到了皮肤皱缩毛发脱落的程度，也将死亡。

## 【原文】

治损之法奈何？然：损其肺者，益其气；损其心者，调其荣卫；损其脾者，调其饮食，适其寒温；损其肝者，缓其中①；损其肾者，益其精气。此治损之法也。

## 【注释】

①缓其中：缓，和缓。因为肝主怒，其气急，而甘味是性缓的，所以和缓其中，就是用甘味来调和的治法。

## 【译文】

治损的方法怎样呢？答：损害肺的，当补益其肺气；损害心的，当调和其营卫，促使气血的正常运行；损害脾的，当调节饮食，起居保持冷热适宜；损害肝的，用甘药和缓肝气；损害肾的，当补益其精气，这些就是治疗虚损的方法。

【原文】

脉有一呼再至，一吸再至；一呼三至，一吸三至；一呼四至，一吸四至；一呼五至，一吸五至；一呼六至，一吸六至；一呼一至，一吸一至；再呼一至，再吸一至；呼吸再至。脉来如此，何以别知其病也？然：脉来一呼再至，一吸再至，不大不小，曰平。一呼三至，一吸三至，为适得病。前大后小，即头痛目眩；前小后大，即胸满短气①。一呼四至，一吸四至，病适欲甚。脉洪大者，苦烦满；沉细者，腹中痛；滑者，伤热；涩者，中雾露。一呼五至，一吸五至，其人当困②。沉细即夜加，浮大即昼加，不大小虽困可治，其有大小者为难治。一呼六至，一吸六至，为十死脉也。沉细夜死，浮大昼死。一呼一至，一吸一至，名曰损。人虽能行，犹当（一作独未）着床，所以然者，血气皆不足故也。再呼一至，再吸一至，名曰无魂。无魂③者，当死也，人虽能行，名曰行尸④。

【注释】

①前大后小，即头痛目眩；前小后大，即胸满短气：前，关前，指寸脉。后，关后，指尺脉。前大后小，病气在阳，会出现头痛、目眩，相反的，前小后大，病气在阴，也就会出现胸满、短气。

②其人当困：困是指热甚伤阴，使病人困倦，病势趋于危急的意思。因为一呼吸之间，脉跳动十次，可见热甚已极，耗伤阴液，由阴虚而陷于困倦，所以说其人当困。

③无魂：精神失常的严重状态。

④行尸：病人已濒于死亡，虽能勉强行走，实际上等于尸体在走一样，所以叫行尸。

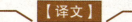

脉有在一呼搏动两次，一吸搏动两次的；有在一呼搏动三次，一吸搏动

## 损脉、至脉与数脉、迟脉
### 十四难第四个问答内容

| 病程 | 脉动频率 | 症状 | 说明 |
|---|---|---|---|
| 初发病阶段 | 一息脉动六次 | 寸大尺小，则头疼目眩；<br>寸小尺大，则胸满气短 | 相当于至脉中的离经 |
| 病情加重 | 一息脉动八次 | 脉象洪大，则口苦烦闷；<br>脉象沉细，则腑中疼痛；<br>脉滑伤于热邪；<br>脉涩伤于雾露湿邪 | 相当于至脉中的夺精 |
| 病情危重 | 一息脉动十次 | 脉象沉细，夜间病情加剧；<br>脉象浮大白天病情加剧；<br>脉象没有大小不一的现象，可治愈；<br>脉象大小不一，则无法治愈 | 相当于至脉中的死脉 |
| 濒临死亡 | 一息脉动十二次 | 脉象沉细，则夜间死亡；<br>脉象浮大，则白天死亡 | 相当于至脉中的命绝 |

| 名称 | 脉动频率 | 症状 | 说明 |
|---|---|---|---|
| 损脉 | 一息脉动两次 | 气血俱虚，虽可走动，终会卧床不起 | 相当于损脉中的离经，但有矛盾处 |
| 无魂 | 一息脉动一次 | 如同死人，行尸而已 | 相当于损脉中的夺精，但有矛盾处 |

| | |
|---|---|
| 寸部有脉，尺部无脉 | 病人会有呕吐症状，否则会死亡 |
| 寸部无脉，尺部有脉 | 元气未伤，性命可保 |

三次的；有在一呼搏动四次，一吸搏动四次的；有在一呼搏动五次，一吸搏动五次的；有在一呼搏动六次，一吸搏动六次的；另有在一呼搏动一次，一吸搏动一次的；有两呼搏动一次，两吸搏动一次的；也有在一呼一吸搏动两次的。脉的搏动有这些情况，怎样去辨别和推断它所生的病证呢？答：脉搏在一呼搏动两次，一吸气也搏动两次，搏动的力量不大不小，是正常的脉象。如一呼搏动三次，一吸搏动也三次的，是刚刚开始发病的脉象，如寸部脉大、尺部脉小，主发生头痛目眩的病；若寸部脉小，而尺部脉大，主发

生胸部烦满，呼吸短促的病。脉搏一呼四次，一吸也四次的，是病势将要加重的脉象，如脉象洪大的，则有胸中烦躁满闷的病证；如脉象细沉的，主腹部疼痛；如脉滑的，是伤于热的病，脉涩的，是受了雾露等寒湿之气。脉搏一呼五次，一吸也是五次的，病人情况就已相当危重了，如脉沉细的，病情在夜里加重，脉浮大的，病情在白天加重；如搏动的力量不大不小的，虽有困倦，还可以治疗，假使发现大小不一，那就难治了。脉搏一呼六次，一吸也六次的，是预后不良的死脉，如脉沉细的，可能在夜间死亡，脉浮大的，可能在白天死亡。脉搏一呼一次，一吸一次的，称为损脉，病人虽然还能行走，但终究是卧床起不来的，之所以会这样，是由于气血不足的缘故。脉搏两呼一次，两吸一次的，叫作无魂，这种已没有魂的病人，当趋于死亡，虽还能勉强行走，也只能叫作行尸。

【原文】

扁鹊曰：脉一出一入曰平，再出一入少阴，三出一入太阴，四出一入厥阴。再入一出少阳，三入一出阳明，四入一出太阳。脉出者为阳，入者为阴。

故人一呼而脉再动，气行三寸；一吸而脉再动，气行三寸。呼吸定息，脉五动。一呼一吸为一息，气行六寸。人十息，脉五十动，气行六尺。二十息，脉百动，为一备之气，以应四时。

天有三百六十五日，人有三百六十五节。昼夜漏下水百刻[1]。一备之气，脉行丈二尺。一日一夜行于十二辰，气行尽则周遍于身，与天道相合，故曰平，平者，无病也，一阴一阳是也。脉再动为一至，再至而紧即夺气。一刻百三十五息，十刻千三百五十息，百刻万三千五百息，二刻为一度，一度气行一周身，昼夜五十度。

【注释】

①漏水下百刻：漏水，即铜壶滴漏。古人用铜壶贮水，水滴下漏于受水

壶，壶中铜人抱一漏箭，箭上按每日百刻为计时标准。漏水下百刻，即一昼夜的时间。

## 【译文】

扁鹊说：脉搏一次跳动的时间与一次歇止的时间相等，这种脉象称为平脉。而脉搏两次跳动的时间与一次歇止的时间相等，就属于阴气初盛的少阴脉；如果脉搏三次跳动的时间与一次歇止的时间相等，就属于阴气正盛太阴脉；如果脉搏四次跳动的时间与一次歇止的时间相等，就属于阴极而尽厥阴脉。相反地，假如脉搏两次歇止的时间与一跳动的时间相等，属于阳气初盛的少阳脉；如果脉搏三次歇止的时间与一跳动的时间相等，属于阳气正盛阳明脉；如果脉搏四次歇止的时间与一跳动的时间相等，属于阳气旺盛的太阳脉。脉搏阴和阳的区别，跳动的称为阳，歇止的称为阴。

所以人在一呼气的时间，脉搏动两次，气循经脉运行三寸。一次吸气的时间，脉搏也动两次，气也循经脉运行三寸。如此一呼气和一吸气定为一息。脉搏动五次，是因为一呼气和一吸气的中间，脉搏动一次，脉经上称为"闰以太息"，加上上述搏动四次，所以共动五次，一呼气和一吸气为一息。气循经脉运行六寸。按此计数，人十次呼吸，脉搏动五十次，气循经运行走六尺。人二十次呼吸，脉搏动一百次，为一个运行完备的脉气，目的在于与春、夏、秋、冬四时相应。

天有三百六十五日，人有三百六十五节，天人相应。一昼夜的时间，计时的漏壶所滴下来的水恰恰到一百刻的标志，正符合一个运行完备的脉气。脉气运行一丈二尺。一日一夜，走过了十二个时辰，脉气运行到终点，刚好绕行全身一周，和自然规律相符合，所以称为正脉。意思是平常的人没有疾病，阴阳平衡的一阴一阳现象。一次呼气脉搏动两次，为一至之脉；一次呼气脉搏动四次的再至之脉，如果脉搏出现紧脉，这是精气严重耗损的缘故。一刻的时间合一百三十五息，十刻的时间合一千三百五十息，一百刻的时间合一万三千五百息。二刻的时间，共有二百七十息，每次呼吸的时间，脉气运行六寸，二刻共走十六丈二尺，刚好围绕全身一周，这样称为一度，一昼夜刚好围绕全身五十周，这样称为五十度。

【原文】

脉三至者离经。一呼而脉三动，气行四寸半。人一息脉七动，气行九寸。十息脉七十动，气行九尺。一备之气，脉百四十动，气行一丈八尺。一周于身，气过百八十度，故曰离经。离经者病，一阴二阳是也。三至而紧则夺血。

【译文】

一次呼气或一次吸气脉动三次，是叫离经的脉象。这因为一次呼气脉搏动三次，脉气运行四寸半，人一息脉搏总共搏动七次，脉气运行九寸。十息脉搏动七十次，脉气运行九尺。一个完全周天的气即二十息，脉搏共动一百四十次，脉气运行一丈八尺。如此一来，两刻时间，脉气运行人一周身后，还超过了半周，合一百八十度，所以称为离经。离经之脉是病脉，是阳盛于阴，恰为阳二阴一的比重。如果一次呼气或一次吸气脉动三次而又出现紧脉的，这是阴血受到耗损的表现。

【原文】

脉四至则夺精。一呼而脉四动，气行六寸。人一息脉九动，气行尺二寸。人十息脉九十动，气行一丈二尺。一备之气，脉百八十动，气行二丈四尺。一周于身，气过三百六十度，再遍于身，不及五节，一时之气而重至。诸脉浮涩者，五脏无精，难治。一阴三阳是也。四至而紧则夺形。

【译文】

一次呼气或一次吸气脉动四次，是精气严重耗损。一次呼气而脉动四次，脉气运行六寸。人一息脉动九次，脉气运行一尺二寸。人十息脉动九十次，脉气运行一丈二尺。二十息一个运行完备之气，脉动一百八十次，脉气运行二丈四尺。两刻时间，脉气运行人一周身后，还超过三百六十度，再遍身运行了一周，这是一时之间的脉气重复到达。两手寸、关、尺脉均浮而涩的，是五脏没有精气，难以治疗。这是阳盛阴亏，一阴三阳的结果。如果一次呼气或一次吸气脉动四次而又出现紧脉的，这是形体严重亏虚的表现。

【原文】

脉五至者，死。一呼而脉五动，气行六寸半（当行七寸半）。人一息脉十一动，气行尺三寸（当行尺五寸）。人十息脉百一十动，气行丈三尺（当行丈五尺）。一备之气，脉二百二十动，气行二丈六尺（当行三丈）。一周于身三百六十五节，气行过五百四十度。再周于身，过百八十度。一节之气而至此。气浮涩，经行血气竭尽，不守于中，五脏痿痹，精神散亡。脉五至而紧则死，三阴（一作二）三阳是也，虽五犹末，如之何也。

【译文】

一次呼气或一次吸气脉动五次的，是死脉。一次呼气而脉动五次，脉气运行六寸半（当运行七寸半）。人一息脉动十一次，脉气运行一尺三寸（当运行一尺五寸）。人十息脉动一百一十次，脉气运行一丈三尺（当运行一丈五尺）。二十息一个运行完备之气，脉动二百二十次，脉气运行二丈六尺（当运行三丈）。二刻的时间运行一周身三百六十五节后，脉气运行超过五百四十度。如果按再次运行一周身计算，还超过百八十度。此时，人体每一节所得到之脉气就处于这种状态。如果脉气出现浮而涩的，是经脉运行过程中气血竭尽，精气不能内守于中，因而出现五脏所主部位的痿软消瘦，精神失守而消亡。如果一次呼气或一次吸气脉动五次而又出现紧脉的，这是三阴三阳竭绝的结果，即使五脏形体还没有痿软消瘦，也是无济于事的。

【原文】

脉一损一乘者，人一呼而脉一动，人一息而脉再动，气行三寸。十息脉二十动，气行三尺。一备之气，脉四十动，气行六尺，不及周身百八十节。气短不能周遍于身，苦少气，身体懈堕矣。

【译文】

脉一损一乘的，是一次呼气而脉动一次，人一息而脉动二次，脉气运行三寸。十息脉动二十次，脉气运行三尺。二十息一个运行完备之气，脉动四十次，脉气运行六尺。两刻时间，脉气运行人半周身，未能达到周身中余下的一百八十度。由于脉气短少不能周遍于身，所以感到气不足，身体疲懈懒惰。

【原文】

岐伯曰：脉失四时者为至启。至启者，为损至之脉也。损之为言，少阴主骨为重，此志损也；饮食衰减，肌肉消者，是意损也；身安卧，卧不便利，耳目不明，是魂损也；呼吸不相通，五色不华，是魄损也；四肢皆见脉为乱，是神损也。

【译文】

岐伯说：脉象和四时正常脉相互矛盾的，称为至启。所谓至启，是指损脉和至脉。损脉的内容，是按五脏分类，少阴属肾，肾主骨，骨感沉重，是志损。饮食减少，肌肉消瘦，是意损。身体安逸地躺在床上，躺着反感身体不便利而无法安卧，耳目感到不清晰，是魂损。呼气和吸气不是互相通畅，面上无华，是魄损。四肢皆出现脉者为乱，是神损。

【原文】

大损三十岁，中损二十岁，下损十岁。损，各以春夏秋冬。平人，人长脉短者，是大损，三十岁；人短脉长者，是中损，二十岁；手足皆细，是下损，十岁；失精气者，一岁而损；男子，左脉短，右脉长，是为阳损，半岁；女子，右脉短，左脉长，是为阴损，半岁。春，脉当得肝脉，反得脾、肺之脉，损；夏，脉当得心脉，反得肾、肺之脉，损；秋，脉当得肺脉，反得肝、心之脉，损；冬，脉当得肾脉，反得心、脾之脉，损。

【译文】

大损影响寿命三十年，中损影响寿命二十年，下损影响寿命十年，损脉通过四时的春、夏、秋、冬的脉象显现出来。评估人的亏损程度，人长而脉搏很短为大损，约影响寿命三十年。如果人短而脉搏很长为中损，约影响寿命二十年。手足皆细小，为下损，约影响寿命十年。失去精气的，损害寿命一年。男子左脉短，右脉长，为阳损，影响寿命半年。女子右脉短，左脉长，为阴损，影响寿命半年。春天脉象应当见肝脉，反而见脾脉、肺脉是损脉。夏天脉象应当见心脉，反而见肾脉、肺脉是损脉。秋天脉象应当见肺脉，反而见肝脉、心脉是损脉。冬天脉象应当见肾脉，反而见心脉、脾脉是损脉。

【原文】

当审切寸口之脉，知绝不绝。前后去①为绝。掌上相击，坚如弹石，为上脉虚尽，下脉尚有，是为有胃气（上脉尽，下脉坚如弹石，为有胃气）。上下脉皆尽者，死；不绝不消者，皆生，是损脉也。

【注释】

①去：消除，此有隐没之意。

【译文】

对于损脉，还应当详细审察寸口的脉象，判读脉气是绝还是不绝，前寸部和后尺部的脉搏都隐没不现的，称为绝脉。脉搏在掌上有击指的动脉，坚硬像弹石，这是上脉虚竭，而下脉还在，根本未亡，表明还有胃气。但是上脉和下脉都不现者，就会死去。脉搏不断绝和不消灭，都是有生机的，这是损脉的情况。

【原文】

至之为言，言语音深远，视愤愤①，是志之至也；身体粗大，饮食暴多，是意之至也；语言妄见，手足相引，是魂之至也；苊葱华色，是魄之至也；脉微小不相应，呼吸自大，是神之至也。是至脉之法也。死生相应，病各得其气者生，十得其半也。黄帝曰：善。

【注释】

①视愤愤：视觉混乱不清。

【译文】

至脉的内容，也是按五脏分类，言语声音深沉，视觉混乱不清，是志之太过。身体粗大，饮食突然加多，是意之太过。讲话的时候似有所幻觉，手足抽搐，是魂之太过。脸上颜色好像繁盛的草木，气色荣华，浮在皮肤外面，是魄之太过。脉搏动微小而各脉不相协调，呼吸自动增强，是神之太过。这些所述，是太过脉的诊察方法。危候的脉和有生机的脉，互相呼应，同时出现，而各种病，能得到相应脉气调养的，就有生机，这样十成中约有五成会痊愈。黄帝说：讲得很对。

## 五、诊百病死生决

【原文】

诊伤寒，热盛，脉浮大者，生；沉小者，死。

伤寒，已得汗，脉沉小者，生；浮大者，死。

温病，三四日以下，不得汗，脉大疾者，生；脉细小难得者，死不治。

温病，穰穰①大热，其脉细小者，死（《千金》穰穰作时行）。

温病，下利，腹中痛甚者，死不治。

温病，汗不出，出不至足者，死；厥逆汗出，脉坚强急者，生；虚缓者，死。

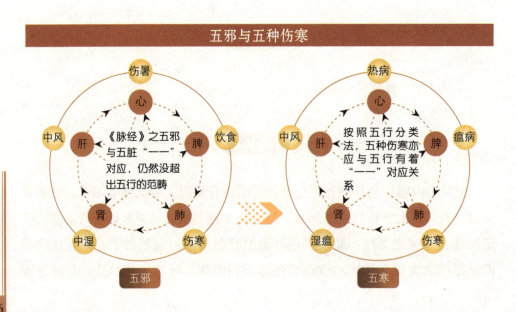

五邪与五种伤寒

【注释】

①穰穰（ráng ráng）：丰盛的样子。在此形容热势之盛。

【译文】

诊察伤寒病，热势旺盛，脉浮大的，生；脉沉小的，死。

伤寒病，已发汗，脉沉小的，生；脉浮大的，死。

温病，三四日以后，没发汗，脉大而急数的，生；脉细小而难以触及的，是不治的死证。

温病，出现热势极盛的大热，患者脉细小的，死。

温病，下利，腹中痛甚的，是不治的死证。

温病，汗不出，或出而不至足的，死；四肢厥冷而汗出，脉坚强有力的，生；脉虚缓的，死。

【原文】

温病，二三日，身体热，腹满，头痛，食饮如故，脉直而疾者，八日死。四五日头痛，腹痛而吐，脉来细强，十二日死。八九日，头不疼，身不痛，目不赤，色不变，而反利，脉来喋喋①，按之不弹手，时大，心下坚，十七日死。

热病，七八日，脉不软（一作喘），不散（一作数）者，当喑。喑后三日，温汗不出者，死。

热病，七八日，其脉微细，小便不利，加暴口燥，脉代，舌焦干黑者，死。

【注释】

①喋喋（dié dié）：重叠的样子。在此形容脉搏快，一动未了又复再来。

## 【译文】

温病,二三日,身体热,腹胀满,头痛,饮食如常,脉直而快的,八日死。四五日,头痛,腹痛而吐,脉来细而有力,十二日死。八九日,头不疼,身不痛,目不红,面色不变,反而下利,脉来快有重叠感,按之不觉弹手,有时又忽然增大,并觉心下坚满,十七日死。

热病,七八日,脉不软不散的,一定会声哑。声哑后三日,温汗不出的,死。

热病,七八日,患者的脉微细,小便不利,又突然严重口干,脉代,舌焦干而黑的,死。

## 【原文】

热病,未得汗,脉盛躁疾,得汗者,生;不得汗者,难差。

热病,已得汗,脉静安者,生;脉躁者,难治。

热病,已得汗,常大热不去者,亦死(大,一作专)。

热病,已得汗,热未去,脉微躁者,慎不得刺治。

热病,发热,热甚者,其脉阴阳皆竭,慎勿刺。不汗出,必下利。

## 【译文】

热病,未发汗,脉盛而躁动急数,如果能得汗的,生;不能得汗的,难以好转。

热病,已发汗,脉安静的,生;脉躁动的,难治。

热病,已发汗,仍然常大热不去的,也是死证。

热病,已发汗,热未退,脉微躁的,应慎用针刺治疗。

热病,发热,热得很厉害,患者的脉象尺脉和寸脉都竭绝的,应慎用针刺。如果不能出汗,一定会下利。

【原文】

诊人被风，不仁痿蹷①，其脉虚者，生；坚急疾者，死。

诊癫病，虚则可治，实则死。

癫疾，脉实坚者，生；脉沉细小者，死。

癫疾，脉搏大滑者，久久自已。其脉沉小急实，不可治；小坚急，亦不可疗。

诊头痛、目痛、久视无所见者，死（久视，一作卒视）。

诊人心腹积聚，其脉坚强急者，生；虚弱者，死。又实强者，生；沉者，死。其脉大，腹大胀，四肢逆冷，其人脉形长者，死。腹胀满，便血，脉大时绝，极下血，脉小疾者，死。

心腹痛，痛不得息，脉细小迟者，生；坚大疾者，死。

【注释】

①痿蹷：指手足痿弱无力，动作行走不便的病症。此特指下肢麻痹，行走困难。

【译文】

诊察被风邪所伤的患者，如果见其肢体萎弱无力，动作行走困难，其脉象虚弱的，生；坚急疾的，死。

诊察癫病，脉虚的则可治疗，脉实的则死。

诊察癫痫病，脉实而坚的，生；脉沉而细小的，死。

诊察癫痫病，脉搏大而滑的，过一段时间可自愈。患者的脉象沉小急实的，难以治疗；脉小坚急，也不易治疗。

诊得患者头痛、目痛，如果患者突然看不见东西的，死。

诊得患者心腹积聚，脉象坚强有力急数的，生；虚弱的，死。又脉实而强的，生；沉的，死。如果患者脉大，出现腹大而胀，四肢逆冷，脉形较长的，死。如果腹胀满，便血，脉大而有时不显，便血严重，脉小而疾的，死。心腹痛，痛无休止，脉细小而迟的，生；脉坚大而疾的，死。

【原文】

肠澼，便血，身热则死，寒则生。

肠澼，下白沫，脉沉则生，浮则死。

肠澼，下脓血，脉悬绝则死，滑大则生。

肠澼之属，身热，脉不悬绝，滑大者，生；悬涩者，死。以脏期之。

肠澼，下脓血，脉沉小流连者，生；数疾且大，有热者，死。

肠澼，筋挛，其脉小细安静者，生；浮大紧者，死。

洞泄，食不化，不得留，下脓血，脉微小迟者，生；紧急者，死。

泄注，脉缓，时小结者，生；浮大数者，死。

蠶蚀阴疰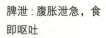，其脉虚小者，生；紧急者，死。

## 五泄的症状

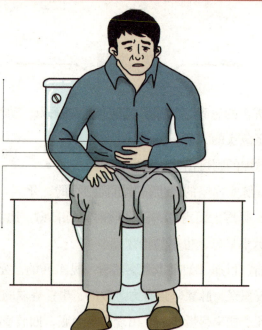

脾泄：腹胀泄急，食即呕吐

胃泄：饮食不化，大便色黄

大肠泄：食后即泄，肠鸣腹痛、大便色白

小肠泄：小便频急而失控，大便带脓血，小腹痛

大瘕泄：即痢疾。腹中欲泄，肛门如坠重物，入厕却便不出多少，阴茎中疼痛

## 【注释】

①蠚(nì)蚀阴疘(gāng)：虫蚀肛门之病，此指肛瘘之类。

## 【译文】

痢疾，大便带血，发热的则死，恶寒的则生。

痢疾，大便带白沫，脉沉的则生，脉浮的则死。

痢疾，大便带脓血，脉细欲绝的则死，脉滑而大的则生。

痢疾类疾病，身热，脉不是细而欲绝、滑大的，生；脉悬涩的，死，可以根据其他脏腑病变的不同表现来察知其预后。

痢疾，大便带脓血，脉沉小而流动不绝的，生；脉数疾且大，身有热的，死。

痢疾，筋脉挛急，患者脉细小而安静的，生；脉浮大而紧的，死。

洞泄，泻出来没有消化的东西，泄泻不止，大便带脓血，脉微小而迟的，生；脉紧急的，死。

泄泻如注，脉缓，时有小结的，生；脉浮大而数的，死。

虫蚀肛门之病，患者脉虚小的，生；脉紧急的，死。

## 【原文】

咳嗽，脉沉紧者，死；浮直者，生；浮软者，生；小沉伏匿者，死。

咳嗽，羸瘦，脉形坚大者，死。

咳，脱形，发热，脉小坚急者，死；肌瘦，下（一本云不）脱形，热不去者，死。

咳而呕，腹胀且泄，其脉弦急欲绝者，死。

吐血、衄血、脉滑小弱者，生；实大者，死。

汗出若衄，其脉小滑者，生；大躁者，死。

唾血，脉紧强者，死；滑者，生。

吐血而咳，上气，其脉数，有热，不得卧者，死。

上气，脉数者，死。谓其形损故也。

上气，喘息低昂，其脉滑，手足温者，生；脉涩，四肢寒者，死。

上气，面浮肿，肩息，其脉大，不可治，加利必死（一作又甚）。

上气，注液，其脉虚宁宁伏匿者，生；坚强者，死。

## 【译文】

咳嗽，脉沉而紧的，死；脉浮直的，生；脉浮软的，生；脉细小沉伏的，死。

咳嗽，体弱形瘦，脉形坚大的，死。

咳嗽，形体瘦脱，发热，脉小而坚急的，死；肌肉虽瘦，但没形体瘦脱，而发热不退的，死。

咳嗽而且呕吐，腹胀且泄泻，患者脉弦急欲绝的，死。

吐血、衄血、脉滑小而弱的，生；脉实大的，死。

汗出如衄血，患者脉小而滑的，生；脉大而躁的，死。

唾血，脉紧而坚强的，死；脉滑的，生。

吐血又咳嗽，呼吸喘促，患者脉数，发热，不能平卧的，死。

呼吸喘促，脉数的，死。这是患者形体亏损所致。

呼吸喘促，气喘，呼吸时头一低一仰，患者脉滑，手足温暖的，生；脉涩，四肢寒冷的，死。

呼吸喘促，面浮肿，呼吸时抬肩耸背，脉大的，难以治疗，如又兼下利，必定死亡。

呼吸喘促，痰液停留，患者脉虚缓沉伏的，生；脉坚强的，死。

# 脉经卷第五

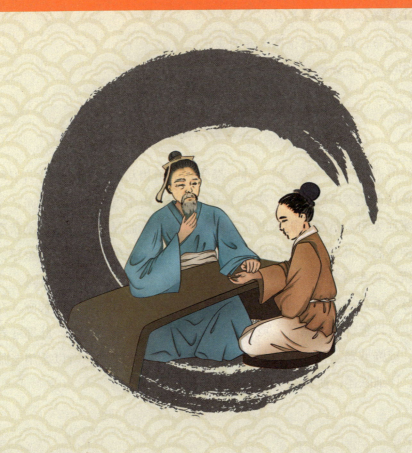

# 一、张仲景论脉

**【原文】**

问曰：脉有三部，阴阳相乘。荣卫气血，在人体躬（《千金》作而行人躬），呼吸出入，上下于中，因息游布，津液流通。随时动作，效象形容，春弦秋浮，冬沉夏洪。察色观脉，大小不同，一时之间，变无经常，尺寸参差，或短或长。上下乖错①，或存或亡。病辄改易，进退低昂②。心迷意惑，动失纪纲，愿为缕陈③，令得分明。

**【注释】**

①乖错：彼此分离错乱。
②低昂：此指脉搏快慢沉浮的变化。
③缕陈：条分缕析，详细陈述。

**【译文】**

问道：脉有寸、关、尺三部，都受到阴阳相互的制约。同时营卫气血，在人体内部随着呼吸出入，循行于上下周身，由于气息的游行输布，津液便得以流通无阻。脉象也随着四时不同的季节变化而显示出各种活动状态，这些活动状态，可以取象来描述脉的形状，如春季脉象弦，秋季脉象浮，冬季脉象沉，夏季脉象洪。诊察患者的气色和脉象，脉有大小的不同，一时之间，脉象也是经常变化的。尺寸之间，彼此不齐，有短脉，有长脉。在上下部，也可以彼此分离错乱，或存在，或消失。病情常有改变，脉即随着或快或慢，或强或弱。使人很容易迷惑不解，往往不得要领。所以希望老师条分缕析，详细陈述，使我心里明白。

**【原文】**

师曰：子之所问，道①之根源。脉有三部，尺寸及关。荣卫流行，不失衡铨②，肾沉心洪，肺浮肝弦，此自经常，不失铢分③。出入升降，漏刻周旋。水下二刻臣亿等详水下二刻，疑。检旧本如此。脉一周身，旋复寸口，虚实见焉。变化相乘，阴阳相干。风则浮虚，寒则紧弦，沉潜水蓄④，支饮急弦，动弦为痛，数洪热烦。设有不应，知变所缘。三部不同，病各异端。太过可怪，不及亦然，邪不空见，终必有奸。审察表里，三焦别分，知邪所舍，消息诊看，料度⑤腑脏，独见若神。为子条记，传与贤人。

**【注释】**

①道：法则，规律。
②衡铨：称量物体的器具。此为法度之意。
③不失铢分：没有丝毫差错。
④水蓄：此泛指水饮停留体内引起的病证。
⑤料度（duó）：预测、判断。

**【译文】**

老师答道：您所询问的，都是医学上的根本问题。所谓脉有三部，就是寸、关、尺。如果营卫气血流行，不失其常度，则表现为肾脉沉、心脉洪、肺脉浮、肝脉弦，这是各脏的常脉，不会有丝毫的差错。就是呼吸出入，阴阳升降，也有一定的规律可循，相应于漏壶里的计时刻度，漏壶水滴每下二刻，脉循经络行走周身，再回流到寸口，所以从寸口的脉搏可以诊察人体的虚实。如受病变影响，阴阳偏胜，脉搏也就有所变化。例如中风邪病则脉现浮虚，伤寒病则脉现紧弦，沉潜的脉是水饮停留体内引起的病证，急弦的脉是支饮所致，动弦脉说明患者有疼痛症状，数洪脉说明病人有心烦而热的症状。若脉和证不相符合，应该分析其原因，寸、关、尺三部的脉搏不同，病情也随之而异。总的说来,脉太过是病态,不及也是病态。邪气不会无缘无故而凭空出现,其中必然有乱,所以应当审察其在表还是在里,还要分别诊察上中下三焦,从而了解病邪所在,再细心诊察其所属脏腑的病情轻重,这样才能作出准确的诊断。上面为你所概括的每一条都很重要,以便授给有学问和有修养的人。

# 二、扁鹊阴阳脉法

**【原文】**

脉,平旦曰太阳,日中曰阳明,晡时曰少阳,黄昏曰少阴,夜半曰太阴,鸡鸣曰厥阴,是三阴三阳时也。

**【译文】**

三阴三阳经脉的运行:平旦寅时到太阳经,日中午时到阳明经,午后申时到少阳经,黄昏戌时到少阴经,夜半子时到太阴经,鸡鸣丑时到厥阴经,这些是三阴三阳经脉运行的时辰。

**【原文】**

少阳之脉,乍小乍大,乍长乍短,动摇六分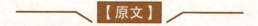。王十一月甲子夜半,正月、二月甲子王。

太阳之脉,洪大以长,其来浮于筋上,动摇九分。三月、四月甲子王。

阳明之脉,浮大以短,动摇三分。大前小后,状如蝌蚪,其至跳。五月、六月甲子王。

少阴之脉,紧细,动摇六分。王五月甲子日中,七月、八月甲子王。

太阴之脉，紧细以长，乘②于筋上，动摇九分。九月、十月甲子王。

厥阴之脉，沉短以紧，动摇三分。十一月、十二月甲子王。

厥阴之脉，急弦，动摇至六分已上，病迟脉寒，少腹痛引腰，形喘者死；脉缓者可治。刺足厥阴入五分。

少阳之脉，乍短乍长，乍大乍小，动摇至六分已上。病头痛，胁下满，呕可治；扰即死（一作伛可治，偃即死）。刺两季肋端足少阳也，入七分。

阳明之脉，洪大以浮，其来滑而跳，大前细后，状如蝌蚪，动摇至三分已上。病眩头痛，腹满痛，呕可治；扰即死。刺脐上四寸，脐下三寸，各六分。

| 三阴三阳王时 | 王脉 |
| --- | --- |
| 少阳 十一月甲子夜半，正月、二月甲子 | 乍小乍大，乍长乍短 |
| 太阳 三月、四月甲子 | 洪大而长 |
| 阳明 五月、六月甲子 | 浮大而短 |
| 少阴 五月甲子日中，七月、八月甲子 | 紧细 |
| 太阴 九月、十月甲子 | 紧细而长 |
| 厥阴 十一月、十二月甲子 | 沉短而紧 |

【注释】

①动摇六分：脉搏搏动的幅度达到六成。

②乘：乘载之意，此指脉搏搏动的部位。

【译文】

少阳的脉象，表现为忽小，忽大，忽长，忽短，脉动的幅度达到六成。其经气旺盛在十一月份甲子夜半子时，而到了正月或二月甲子日，其气仍旺盛。

太阳的脉象，表现为洪大且长，其应手在筋的上面，脉动幅度达到九分。其经气旺盛于三月或四月甲子日。

　　阳明的脉象，表现为浮大且短，脉动的幅度达到三成。脉前头大而后面小，好像蝌蚪样，应手有跳动状。其经气旺盛于五月或六月甲子日。

　　少阴的脉象，紧细，脉动的幅度达到六成。其经气旺盛于在五月份甲子午时，而到了七月或八月甲子日，其气仍旺盛。

　　太阴的脉象，表现为紧细又长，脉在筋的上面，脉动的幅度达到九成。其经气旺盛于时至九月或十月甲子日。

　　厥阴的脉象，表现为沉短又紧，脉动的幅度达到三成。其经气旺盛于十一月或十二月甲子日。

　　厥阴的脉象，表现为又急又弦，脉动的幅度若超出六成以上，而病程长，又见出现寒脉，小腹疼痛牵引到腰，则时兼见喘息体形的，主死。如脉搏和缓的，则尚可治疗，针刺厥阴经，可刺入五分。

　　少阳的脉象，表现为忽短，忽长，忽大，忽小，脉动的幅度达到六成以上。症状是头痛胁下满，如果出现呕症，则可以治疗。如果烦扰不安，很快就会死去。针刺两侧季肋末端，足少阳经的穴位，可刺入七分。

　　阳明的脉象，表现为洪大兼浮，如果脉应手出现前头大，后面小，好像蝌蚪样，脉象滑利而又有跳动，脉动的幅度达到三成以上。有目眩、头痛，腹部又满又痛的症状出现，如果见呕症的，则可以治疗。如果烦扰不安的，则很快就会死去。针刺脐上四寸中脘穴和脐下三寸关元穴，刺入穴内各六分。

# 三、扁鹊脉法

【原文】

　　扁鹊曰：人一息①脉二至谓平脉，体形无苦。人一息脉三至谓病脉。一息四至谓痹者，脱脉气，其眼睛青者，死。人一息脉五至以上，死，不可治也。都（一作声）息病，脉来动，取极五至，病有六七至也。

【注释】

①一息：一呼一吸为一息，此指一呼或一吸。本篇下同。

【译文】

扁鹊说：人一呼或一吸脉搏动二次，称为正常的脉象，说明形体健康无病。人一呼或一吸脉搏动三次，是病脉。人一呼或一吸脉搏动四次，主有痹病，是脉气虚衰的缘故。如果病患眼睛出现青色，为危重之证，不可救治。人一呼或一吸脉搏动五次以上，属死候，就很难治疗了。喘息病，患者一吸脉搏动都超过五次，有的患者竟达到六七次。

【原文】

扁鹊曰：平和之气，不缓不急，不滑不涩，不存不亡，不短不长，不俯不仰，不从不横①，此谓平脉。肾（一作紧）受如此（一作刚），身无苦也。

【注释】

①不从（zòng）不横：脉气上下左右不错乱，柔和而有节律。

【译文】

扁鹊说：正常调和的脉气，不缓不急，从容不迫。不像滑脉那样往来流利，也不像涩脉那样往来艰涩。脉象似存又亡，似亡又存，表现不显露。轻按脉象不会过于本位，重按本位脉象仍有，不会俯仰不齐，也不会上下左右不错乱，这才是正常的脉象。如果肾脉出现这样的脉象，表明身体并无大碍，基本上还是健康的。

【原文】

扁鹊曰：脉气弦急，病在肝。少食多厌，里急多言，头眩目痛，腹满，筋挛，癫疾上气，少腹积坚，时时唾血，咽喉中干。相病①之法，视色听声，观病之所在，候脉要诀，岂不微乎？脉浮如数，无热者，风也。若浮如数，而有热者，气也。脉洪大者，又两乳房动，脉复数，加有寒热，此伤寒病也。若羸长病，如脉浮溢寸口，复有微热，此疰气病也，如复咳又多热，乍剧乍差，难治也。又疗无剧者，易差；不咳者，易治也。

【注释】

①相（xiàng）病：诊察疾病。

【译文】

扁鹊说：如果诊得脉气弦急，说明病变在肝，可出现食欲不佳，食量减少，腹内拘急而多言，头眩目痛，腹部胀满，筋脉挛急，头顶疼痛而气促，小腹积聚癥结，经常吐血，咽喉干燥的症状。诊察之法是通过望色、闻声了解病变的所在，要从望色、听声结合脉象来做诊断，所以辨脉的要诀并不是一件简单的事情。如果诊得脉浮数，身无发热，是风邪为病。如果诊得脉浮数，身有发热，是气分有病。如果邪在脉洪大，又兼见两乳房下垂，脉象又数，且有寒热的，这是伤寒病。假如久病衰弱的人，寸口脉浮大，又有微热者，这是疰气病。如果又见咳嗽，发热，病情有时剧，有时好的，此病不易治疗。如果病情表现不严重的，则易治。无咳嗽症状出现的，更易治疗。

# 脉经卷

## 第六

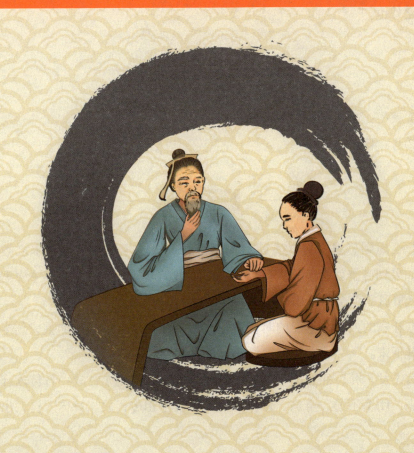

# 一、肝足厥阴经病证

【原文】

肝气虚，则恐；实，则怒。肝气虚，则梦见园苑生草，得其时，则梦伏树下不敢起。肝气盛，则梦怒。厥气①客于肝，则梦山林树木。

病在肝，平旦慧②，下晡甚，夜半静。

病先发于肝者，头目眩，胁痛支满；一日之脾，闭塞不通，身痛体重；二日之胃，而腹胀；三日之肾，少腹腰脊痛，胫酸；十日不已，死。冬日入，夏早食。

肝脉搏坚而长，色不青，当病坠堕，若搏，因血在胁下，令人喘逆。若软而散，其色泽者，当病溢饮。溢饮者，渴暴多饮，而溢（一作易）入肌皮肠胃之外也。

【注释】

①厥气：此指乘虚逆犯脏腑之邪气。
②慧：精神清爽。

【译文】

肝气虚则恐惧；肝气实就会愤怒。肝气虚，于是便梦见草木之类的事物，如果到春季就会梦见人伏卧树下而不敢站起。肝气盛就会梦中多怒，邪气侵入肝脏，就会梦见山林树木。

患肝病的人，在早晨的时候精神清爽，傍晚的时候病就加重，到半夜时便安静下来。

病先发于肝，症见头晕目眩，胁痛胀满，因木克土，故一日传入脾，出现痞满，闭塞不通，身痛、体重。因脾胃表里相传，故二日传入胃，出现腹胀。因土克水，故三日传入肾，出现少腹痛，腰脊痛，小腿酸楚。如果十日病势未有好转就会死。在冬天多死于日落时，夏天多死于吃早餐前。

肝脉坚而长，搏击指下，其面色当青，今反不青，知其病非由内生，当为跌坠或搏击所伤，因瘀血积于胁下，阻碍肺气升降，所以使人喘逆；如其脉软而散，加之面目颜色鲜泽的，当发溢饮病，溢饮病口渴暴饮，因水不化气，而水气容易流入肌肉皮肤之间、肠胃之外所引起。

| 面色、脉象与疾病 ||||| 
|---|---|---|---|---|
| 面色 | 脉象 | 表现 | 属性 | 病因 |
| 赤 | 脉象急疾而坚实 | 气滞于胸，饮食困难 | 心脉 | 思虑过度，心气伤，邪气乘虚侵袭人体 |
| 白 | 脉象疾、躁而浮，且上虚下实 | 易惊恐，胸中邪气压迫肺而致喘息 | 肺脉 | 外伤寒热，醉后行房 |
| 青 | 脉象长而有力，左右弹及手指 | 腰痛、脚冷、头痛等 | 肝脉 | 伤于寒湿 |
| 黄 | 脉象大而虚 | 气滞于腹，自觉腹中有气上逆，常见于女子 | 脾脉 | 四肢过度劳累，出汗后受风侵袭 |
| 黑 | 脉象坚实而大 | 邪气积聚在小腹与前阴的部位 | 肾脉 | 用冷水沐浴后入睡，受寒湿之气侵袭 |

【原文】

肝脉沉之而急，浮之亦然，苦胁下痛，有气支满，引少腹而痛，时小便难，苦目眩头痛，腰背痛，足为逆寒，时癃，女人月使不来，时亡时有，得之少时有所坠堕。

青，脉之至也，长而左右弹①，诊曰：有积气在心下，支胠，名曰肝痹。得之寒湿，与疝同法。腰痛，足清，头痛。

【注释】

①弹：搏击之意。

【译文】

寸口肝脉轻取或重取皆急促者，病患胁下痛，有气支撑胀满牵引少腹痛，有时小便难通，目眩头痛，腰背痛，两足厥冷，有时小便癃闭，女人月经不调，时无时有，是在年少时有跌伤病史的缘故。

面部出现青色，脉来长而左右搏击手指，这是病邪积聚于心下，这种病的病名叫作肝痹，多因受寒湿而得，与疝的病理相同，它的症状有腰痛、足冷、头痛等。

【原文】

肝中风者，头目瞤①，两胁痛，行常伛，令人嗜甘如阻妇②状。

肝中寒者，其人洗洗恶寒，翕翕发热，面翕然赤，黎黎③有汗，胸中烦热。肝中寒者，其人两臂不举，舌本又作大燥，善太息，胸中痛，不得转侧，时盗汗，咳，食已吐其汁。肝主胸中，喘，怒骂，其脉沉，胸中必窒，欲令人推按之，有热，鼻窒。

凡有所坠堕，恶血留内，若有所大怒，气上而不能下，积于左胁下，则伤肝。肝伤者，其人脱肉，又卧，口欲得张，时时手足青，目瞑，瞳人痛，此为肝脏伤所致也。

【注释】

①瞤（rún）：（眼皮）跳动。
②阻妇：此指孕妇。
③黎黎：微微出汗的样子。

【译文】

肝受了风邪的侵袭,症见头部及眼部的肌肉牵动,两胁疼痛,走路时常曲背,患者喜欢吃甜的食物,好像孕妇偏食一样。

肝受了寒邪的侵袭,患者洒淅恶寒,轻浅发热,面热而赤,不断微微汗出,胸中烦热。寒邪侵袭肝,患者两只手臂不能上举,舌根部干燥,经常叹气,胸中疼痛,身体无法转动,经常盗汗,咳嗽,吃了食物就吐出汁来。肝病主胸闷而气促,怒骂。如现脉沉,胸中必有窒息感,喜欢让人推按胸部,有发热、鼻塞的症状。

凡是从高处坠落跌伤,瘀血就会积留体内,若此时又有大怒的情绪刺激,就会导致气上冲而不下行,血气郁结在胁下,就会使肝脏受伤。肝被损伤,人渐消瘦,睡觉时常张口呼吸,经常手足出现青色,两眼常闭,瞳仁作痛,这是肝脏受损伤所致。

## 二、胆足少阳经病证

【原文】

胆病者,善太息,口苦,呕宿汁,心澹澹恐,如人将捕之,嗌中介介然,数唾。候在足少阳之本末,亦见其脉之陷下者,灸之;其寒热,刺阳陵泉。善呕,有苦汁,长太息,心中澹澹,善悲恐,如人将捕之。邪在胆,逆在胃,胆溢则口苦,胃气逆则呕苦汁,故曰呕胆。刺三里,以下胃气逆;刺足少阳血络,以闭胆;却调其虚实,以去其邪也。

胆胀者,胁下痛胀,口苦,太息。

气客于胆,则梦斗讼①。

## 【注释】

①讼：争辩是非。

## 【译文】

胆腑病变的症状，表现为经常叹长气、口苦、呕吐胆汁、心神不宁、心跳不安，好像有人要抓捕他一样，咽喉中也像有东西梗阻，时时吐唾沫。治疗时，可以在足少阳经循行通路的起点处或终点处取穴。若循行部位出现经脉陷下不起，可用灸法治疗。如胆病而出现寒热往来，就应当取用胆腑的下合穴，即本经（足少阳胆经）的阳陵泉穴，来进行治疗。病患时常呕吐，且呕吐物中带有苦水，并常常叹气，心中恐惧不安，害怕有人追捕他，这就是邪气在胆腑，阳气向上逆行入胃中的症状，胆中的汁液外泄就会感觉口苦，胃气上逆就会呕吐出苦水，这叫作"呕胆"。治疗的时候应当取足三里穴，降胃气来止住呕吐，并针刺足少阳胆经的血络以消除胆气上逆的症状，还要根据病邪和正气的虚实状况进行斟酌以祛其邪气。

胆胀的表现为胁下胀痛，口舌发苦，叹息频频。

邪气侵犯胆，会梦见与人争辩是非。

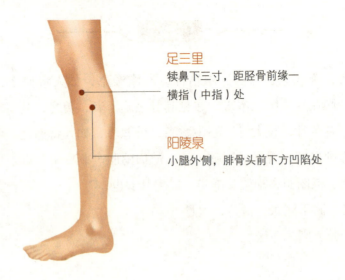

**足三里**
犊鼻下三寸，距胫骨前缘一横指（中指）处

**阳陵泉**
小腿外侧，腓骨头前下方凹陷处

# 三、心手少阴经病证

**【原文】**

心气虚，则悲不已；实，则笑不休。心气虚，则梦救火，阳物，得其时则梦燔灼。心气盛，则梦喜笑及恐畏。厥气客于心，则梦丘山烟火。

病在心，日中慧，夜半甚，平旦静。

病先发于心者，心痛；一日之肺，喘咳；三日之肝，胁痛支满；五日之脾，闭塞不通，身痛体重；三日不已，死。冬夜半，夏日中。

病邪的发生并不会马上导致人的死亡，而是先按照一定的路径传播，当传到相应的脏器时，这人也就要死了，具体传播路径如下：

**病邪在五脏中的传播**

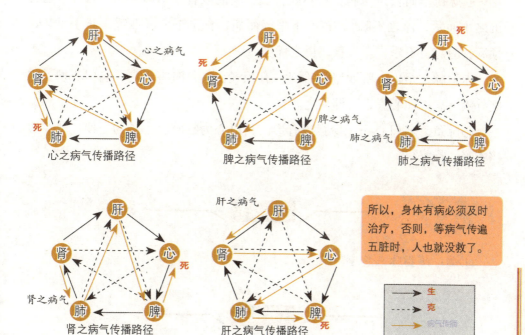

所以，身体有病必须及时治疗，否则，等病气传遍五脏时，人也就没救了。

## 【译文】

心气虚,就会悲伤不已;心气实,则大笑不止。心气虚,便梦见救火及雷电,如果到夏季就会梦见大火焚烧。心气偏盛,就会有喜悦、恐惧和畏怯的梦境。由于正气虚弱而邪气侵入心脏,就会梦见山丘烟火弥漫。

心脏有病的人,在中午的时候精神清爽,半夜时病就加重,早晨时便安静了。

疾病首先发生于心上的,见心痛。如循着相克的次序传变,一日传变到肺部,会出现气喘和咳嗽;三日传变到肝部,出现胁痛胀满。五日传变到脾部,出现痞满闭塞不通,身体疼痛,四肢沉重。再过三天如果病仍未愈,就有死亡的危险,冬天多死于半夜,夏天多死于中午时分。

## 【原文】

心脉搏坚而长,当病舌卷不能言。其软而散者,当病消渴,自已。心脉沉之小而紧,浮之不喘①,苦心下聚气而痛,食不下,喜咽唾,时手足热,烦满,时忘,不乐,喜太息,得之忧思。

赤,脉之至也,喘而坚。诊曰:有积气在中,时害于食,名曰心痹。得之外疾,思虑而心虚,故邪从之。

心脉急,名曰心疝,少腹当有形。其以心为牡脏,小肠为之使,故少腹当有形。

## 【注释】

①喘:此指脉来急速。

## 【译文】

心脉坚而长,搏击指下,为心经邪盛,火盛气浮,当病舌卷而不能言语；如果心脉软弱散漫，当病消渴。由于心脉软散，心火不炽，所以消渴又会自愈。心脉沉按又小又紧，浮按没有急疾的脉象，见心下有气结聚而疼痛，东西吃不下，爱吞口水和吐痰饮，手足常热，心烦胸满，时有健忘，抑郁不乐，爱叹息的症状，这是因为心里忧虑所致。

面部出现赤色，脉来急疾而坚实的，可诊为邪气积聚于中脘，常表现为妨害饮食，病名叫作心痹。这种病得之于外邪的侵袭，是由于思虑过度以至心气虚弱，因而邪气才乘虚侵入。

心脉劲急，这种病叫心疝，小腹部会出现有形的肿块。心脏为阳脏，小肠与心为表里，小肠位于小腹部，因此小腹会出现有形的肿块。

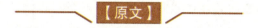

邪哭①使魂魄不安者，血气少也。血气少者，属于心。心气虚者，其人即畏（一作衰），合目欲眠，梦远行而精神离散，魂魄妄行。阴气衰者即为癫，阳气衰者即为狂。五脏者，魂魄之宅舍，精神之所依托也。魂魄飞扬者，其五脏空虚也，即邪神居之，神灵所使，鬼而下之，脉短而微，其脏不足，则魂魄不安。魂属于肝，魄属于肺。肺主津液，即为涕泣。肺气衰者，即为泣出。肝气衰者，魂则不安。肝主善怒，其声呼。

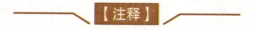

①邪哭：指神情失常之哭泣。

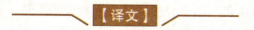

邪气使患者悲伤哭泣和心神不安，这是气血虚少的缘故，因为气血虚少是属于心的疾病。由于心气虚，患者常常引发恐怖情绪，闭目欲睡，梦往远方，这是心气虚少、心神失守、精神不安的缘故。阴气衰，就成为癫疾；阳气衰，就成为狂病。五脏中，肝藏魂，肺藏魄，肾藏精，心藏神，所以五脏为魂魄所在和精神所依附的地方。因此，心神失守则飞越，五脏空虚，邪气就会乘虚而入，心神反为鬼邪所制，表现脉短而微。脏气虚弱则魂魄不安。魂属肝，魄属肺，肺主津液即为涕泣，若肺气衰则涕泣出。肝气衰则魂不安，肝在志为怒，故善怒，其声表现为呼。

【原文】

心中风者，翕翕发热，不能起，心中饥而欲食，食则呕。

心中寒者，其人病心如啖蒜状。剧者，心痛彻背，背痛彻心，如蛊注。其脉浮者，自吐乃愈。

愁忧思虑则伤心，心伤则苦惊，喜忘，善怒。心伤者，其人劳倦即头面赤而下重，心中痛彻背，自发烦热，当脐跳手，其脉弦，此为心脏伤所致也。

心胀者，烦心，短气，卧不安。

心水者，其人身体重（一作肿），而少气，不得卧，烦而躁，其阴大肿。

肾乘心，必癃。

真心痛，手足清至节，心痛甚，旦发夕死，夕发旦死。

【译文】

心感受风邪的侵袭，患者翕翕发热，无法起床，心中饥而欲食，食后随即吐出。

心感受寒邪的侵袭，患者心里如吃大蒜般辛辣不适，病重的时候，心痛透到背部，背痛透到心部，似里面有虫啃着一样。如果患者脉浮，不因服药而自己会吐的，病就会痊愈。

忧愁思虑过度则伤心，心伤则神失所守，遇事常为惊恐，记忆衰退，易发怒。心受损伤的患者，稍有劳倦，即见头面发赤，下肢沉重，心中疼痛透到背部，自觉烦热，以手按之其脐有跳动感，脉见弦，这是心脏损伤的缘故。

心胀病患者，心烦，气短，睡卧不安。

心水病患者，患者身体会感到沉重，呼吸短促，睡卧不安，心烦而躁，阴部肿大。

肾水乘心，会见小便不利。

真心痛发作的时候，手足冰冷直达肘膝关节部位，心痛极其严重，往往早上发作到晚上就死亡，或者晚上发作第二天早上就死亡。

## 四、小肠手太阳经病证

【原文】

小肠病者，少腹痛，腰脊控睾而痛，时窘之后，复耳前热。若寒甚，独肩上热，及手小指次指之间热。若脉陷者，此其候也。

少腹控睾，引腰脊，上冲心，邪在小肠者，连睾系，属于脊，贯肝肺，络心系。气盛则厥逆，上冲肠胃，动肝肺，散于肓，结于厌（一作齐）。故取之肓原①以散之，刺太阴以与之，取厥阴以下之，取巨虚下廉以去之，按其所过②之经以调之。

【注释】

①肓原：即气海穴，十二原穴之一。
②过：失。此指患病。

【译文】

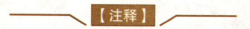

小肠腑病变的症状，表现为小腹疼痛，腰脊牵引睾丸作痛，有时出现小便窘急以及大小便不利的情况，出现耳前发热，或耳前发冷，或肩上发热，

以及手小指与无名指之间发热,或脉络虚陷不起,这都属于小肠腑病变的表现。

　　小腹的牵引会导致睾丸疼痛,并牵及腰背和脊骨,向上冲到心胸的部位,这些是邪气在小肠的表现,小肠与睾系相连,向后联属于脊背,它的经脉与肝肺贯通,绕络于心系。所以小肠邪气盛的时候,就会出现气机逆行向上的情况,上冲肠胃,振动肝肺,布散在肓膜,积聚在脐部。所以要取气海穴以消散脐部的邪气,用针刺手太阴经的方法来补肺虚,再刺足厥阴经来泻肝实,并刺巨虚下廉以祛除小肠的邪气,同时又要按压小肠经脉所过之处来调和气血。

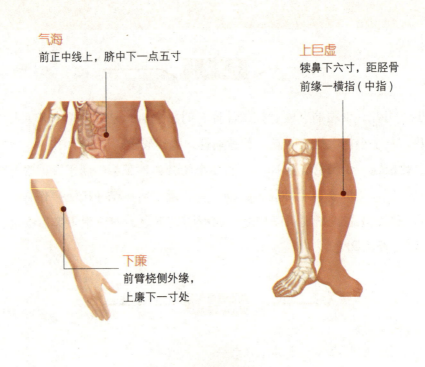

气海
前正中线上,脐中下一点五寸

上巨虚
犊鼻下六寸,距胫骨前缘一横指(中指)

下廉
前臂桡侧外缘,上廉下一寸处

【原文】

小肠有寒,其人下重,便脓血,有热,必痔。
小肠有宿食,常暮发热,明日复止。
小肠胀者,少腹䐜胀,引腹而痛。
厥气客于小肠,则梦聚邑街衢。

【译文】

小肠有寒，患者感觉大便不畅，肛门有重坠感，兼有脓血及热感，这是必有痔疮。

小肠有积食阻滞，常常傍晚发热，天明又停止。

小肠胀的病者，症见小腹部胀满，牵引腹部作痛。

邪气侵入小肠，就会梦见身在许多人聚集的交通要道。

## 五、脾足太阴经病证

【原文】

脾气虚，则四肢不用，五脏不安；实，则腹胀，泾溲不利。

脾气虚，则梦饮食不足，得其时，则梦筑垣盖屋。脾气盛，则梦歌乐，体重，手足不举。厥气客于脾，则梦丘陵大泽，坏屋风雨。

病在脾，日昳慧，平旦甚，日中持，下晡静。

病先发于脾，闭塞不通，身痛体重；一日之胃，而腹胀；二日之肾，少腹腰脊痛，胫酸；三日之膀胱，背䐴筋痛，小便闭；十日不已，死。冬人定，夏晏食。

【译文】

脾气虚，会使四肢失去正常功能，五脏失去滋养，致使五脏不安。脾气实，则致腹胀，大小便不利。

脾气虚，便梦见饮食不足，如果到长夏就梦见筑墙盖屋。脾气偏盛，就会有歌唱、娱乐或身体沉重难举的梦境。邪气侵入脾脏，就会梦见连绵的丘陵和巨大的湖泽，以及风雨之中被毁坏的房屋。

脾有病的人，在午后的时间精神清爽，日出时病就加重，傍晚时便安静了。

邪气首先侵入脾脏而发病的，会出现痞满闭塞不通、身体疼痛沉重的症状。第一日病传变到胃，表现为腹胀。第二日传变到肾，表现为少腹部、腰部、脊骨都痛，胫部酸。第三日，传变到膀胱，表现为臀部和脊椎的筋痛，小便不通。如果再过十天疾病还不能治愈，患者就会死亡。冬天死在夜深人静的时候，夏天死在吃晚饭的时候。

【原文】

脾脉搏坚而长，其色黄，当病少气。其软而散，色不泽者，当病足胻肿，若水状。脾脉沉之而濡，浮之而虚，苦腹胀，烦满，胃中有热，不嗜食，食而不化，大便难，四肢苦痹，时不仁，得之房内。月使不来，来而频并。

黄，脉之至也，大而虚，有积气在腹中，有厥气，名曰厥疝①。女子同法。得之疾使四肢，汗出当风。

【注释】

①厥疝：病名。出自《素问·五脏生成》篇。为寒疝中的一种。由腹中积寒上逆，症见脐周绞痛，脘痛，恶心，口吐冷涎，四肢厥冷，脉多虚大。

【译文】

脾脉坚而长，搏击指下，面部色黄，会出现少气的症状；如其脉软而散，面色不泽，为脾虚，不能运化水湿，并出现双足胫水肿的症状。脾脉沉按细软，浮按无力，症见腹胀烦闷而满，胃中有热，不爱吃东西，吃了也不消化，大便困难，四肢麻木不仁，这病得自房事之后。若妇女得此病，会出现闭经，或者月经妄行。

面色发黄，而脉来虚大的，这是病邪积聚在腹中，有逆气产生，病名叫作厥疝，女子也有这种情况，多由四肢剧烈的活动，汗出当风所诱发。

【原文】

脾病，其色黄，体青，失溲，直视，唇反张，爪甲青，饮食吐逆，体重节痛，四肢不举。其脉当浮大而缓，今反弦急，其色当黄，今反青，此是木之克土，为大逆，十死不治。

【译文】

脾病，出现面色黄，肌肤带有青色，遗尿不禁，目直视，唇外翻，爪甲发青，饮食后即吐逆，身体沉重，关节痛，手无法上举等症状。此时脉应当浮大而缓，现在反而弦急；肌肤应当黄色，现在反见青色，这是木克土，是大为反常的逆证，必死无疑。

# 六、胃足阳明经病证

【原文】

胃病者，腹胀，胃管当心而痛，上支两胁，膈咽不通，饮食不下，取三里。

饮食不下，隔塞不通，邪在胃管。在上管，则抑而刺之；在下管，则散而去之。

胃脉搏坚而长，其色赤，当病折髀。其软而散者，当病食痹[1]，髀痛。胃中有癖，食冷物者，痛，不能食；食热即能食。胃胀者，腹满，胃管痛，鼻闻焦臭，妨于食，大便难。

诊得胃脉，病形何如？曰：胃实则胀，虚则泄。病先发于胃，胀满；五日之肾，少腹腰脊痛，胻酸；三日之膀胱，背胠筋痛，小便闭；五日上之脾，闭塞不通，身痛体重（《灵枢》云：上之心）。六日（一作三日）不已，死，冬夜半后，夏日昳。

【注释】

①食痹：病名。出自《素问·脉要精微论》。因痰饮瘀血留滞胃脘，所致食已即心下痛，吐出乃止之证。

【译文】

胃腑病变的症状，表现为腹部胀满，胃脘部的心窝处疼痛，两胁作痛，胸膈和咽部阻塞不通，使饮食不能下咽，治疗可取胃腑的下合穴，即本经（足阳明胃经）的足三里穴。

饮食不能下咽或者感觉胸膈阻塞不通，这是病邪存留在胃脘的症状。邪在上脘，就用针刺上脘来抑制邪气的上逆而使气下行；邪在下脘，就用针刺下脘的散法以除去积存的寒滞。

胃脉坚而长，搏击指下，颜色鲜红，大腿就像被折断了一样；如其脉软而散的，则胃气不足，会出现食后腹部胀满不通的症状。胃中有痞积，吃冷物，胃痛而无法进食，吃热物，则能食。胃胀的表现为腹中胀满，胃脘疼痛，鼻中常常闻到焦臭的气味，无食欲，大便不利。

诊察到胃脉有病，会出现什么病变呢？答：如果胃脉实就会出现脘腹胀满，如果胃脉虚就会出现腹泻。病先发生在胃，症见胀满，五日传入肾，症见少腹、腰、脊痛，胻部酸。再三日又传入膀胱，症见背和脊的筋痛，小便不通。复经五日病又上传入脾，症见痞满闭塞不通，身痛，体重。再过六天如果病仍未愈，就有死亡的危险，冬天多死于夜半后，夏天多死于中午后。

《内经》认为，胃是人体营卫气血之源，人之死生，决定于胃气的有无，即所谓"有胃气则生，无胃气则死"。脉有胃气就是常脉，表现在：

常脉

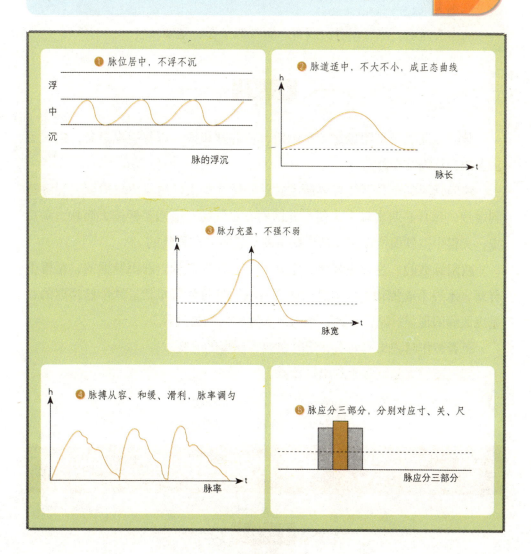

【原文】

脉浮而芤，浮则为阳，芤则为阴，浮芤相搏，胃气生热，其阳则绝。

趺阳脉浮者，胃气虚也。趺阳脉浮大者，此胃家微，虚烦，圊必日再行。芤而有胃气者，脉浮之大而软，微按之芤，故知芤而有胃气也。

趺阳脉数者，胃中有热，即消谷引食。趺阳脉涩者，胃中有寒，水谷不化。趺阳脉粗粗而浮者，其病难治。趺阳脉浮迟者，故久病。趺阳脉虚则遗溺，实则失气。

动作头痛重，热气朝者，属胃。厥气客于胃，则梦饮食。

【译文】

脉浮而芤，浮是阳象，芤是阴象，浮芤脉相搏，胃气引发热象，阳气无法入阴，被隔绝在外。

趺阳脉浮的，是胃气虚弱所致。趺阳脉浮而大，这是胃气微弱，患者感到虚烦，每日必两次以上大便。芤脉而有胃气的，应当是轻按大而软，稍重按，又得中空软而两边实，这样则可测知芤脉是有胃气的。

趺阳脉数的，是胃中有热，消化力强，容易饥饿。趺阳脉涩的，是胃中有寒，水谷不能消化。趺阳脉粗大而浮的，这种病属难治。趺阳脉浮迟的，是患久病的证候。趺阳脉虚，则遗尿；脉实，则矢气多。

患者劳作时，头痛而重，定时发热，属胃的病变。

邪气侵犯胃部，常于梦中得饮食。

## 七、肺手太阴经病证

【原文】

肺气虚，则鼻息利，少气；实，则喘喝，胸凭仰息。肺气虚，则梦见白物，见人斩血藉藉[1]，得其时，则梦见兵战；肺气盛，则梦恐惧，哭泣。厥气客于肺，则梦飞扬，见金铁之器奇物。

病在肺，下晡慧，日中甚，夜半静。

病先发于肺，喘咳；三日之肝，胁痛支满；一日之脾，闭塞不通，身痛体重；五日之胃，腹胀；十日不已，死。冬日入，夏日出。

肺脉搏坚而长，当病唾血。其濡而散者，当病漏汗漏（一作灌），至今不复散发。

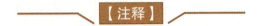

①藉藉：杂乱众多的样子。

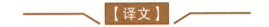

肺气虚，鼻息虽通畅，但气短不足，肺气实，则气促声粗，胸部满闷壅塞而仰面呼吸。肺气虚，于是便梦见白色的东西，或梦见杀人流血、尸横遍野，如果到秋季就会梦见兵战。肺气偏盛，就会有恐惧、哭泣的梦境。邪气侵入肺脏，就会梦见飞扬腾越，或看到金属类奇形怪状的东西。

肺有病的人，傍晚的时候精神清爽，到中午时病就加重，到半夜时变安静了。

邪气首先侵入肺脏而发病的，则喘促，咳嗽。三日传入肝，胁痛，支撑胀满，再一日又传入脾，出现脾满闭塞不通，身痛，体重。五日又传入胃，腹胀。如果再过十天还不能治愈，病人就会死亡。冬天死在日落的时候，夏天死在日出的时候。

肺脉坚而长，搏击指下，为火邪犯肺，当病痰中带血；其脉软而散的，为肺脉不足，当病汗出不止，在这种情况下，不可再用发散的方法治疗。

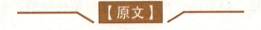

肺脉沉之而数，浮之而喘，苦洗洗寒热，腹满，肠中热，小便赤，肩背痛，从腰已上汗出。得之房内，汗出当风。

白，脉之至也，喘而浮大，上虚下实，惊，有积气在胸中，喘而虚，名曰肺痹，寒热，得之因醉而使内也。

肺中风者，口燥而喘，身运①而重，冒而肿胀。

肺中寒者，其人吐浊涕。

形寒寒饮则伤肺，以其两寒相感，中外皆伤，故气逆而上行。肺伤者，其人劳倦则咳唾血。其脉细紧浮数，皆吐血，此为躁扰嗔怒得之，肺伤气拥②所致。

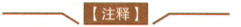

①运：运通晕。

②拥：拥通壅。

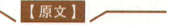

肺脉沉取而数，浮取而急，患者出现恶寒发热，腹满，肠中热感，小便赤，肩背痛，腰以上汗出，得自房事后汗出受风。

面部出现白色，脉来急疾而浮，这是上虚下实，故常出现惊骇，病邪积聚于胸中，胸中邪气压迫肺而致喘息，但肺气本身是虚弱的，这种病的病名叫作肺痹，它有时发寒热，常因醉后行房而诱发。

风邪侵袭肺脏，导致口中干燥而气喘，身体活动感到沉重，头晕而肿胀。

寒邪侵袭肺脏，患者吐浊涕。

形体受寒，又喝冷水，因为同时感受两种寒邪，使在内的肺脏和在外的皮毛都受到损害，所以会导致肺气上逆。肺气受伤的患者，稍劳倦则咯血、唾血。脉细紧浮数，均会吐血，是由于操劳烦扰嗔怒，引起肺伤气雍的缘故。

【原文】

肺病，身当有热，咳嗽，短气，唾出脓血。其脉当短涩，今反浮大，其色当白，而反赤者，此是火之克金，为大逆，十死不治。

**【译文】**

肺病应当发热，咳嗽气促，咳唾脓血，其脉应当短涩，今反出现浮大脉，其面色应当苍白，而反见赤色，这是火来克金的征象，是大为反常的逆证，必死无疑。

人体各脏腑器官属性和特点不同，所以邪气入侵不同的部位时，所见的梦境也不同。

邪气侵犯人体不同部位造成的不同梦境

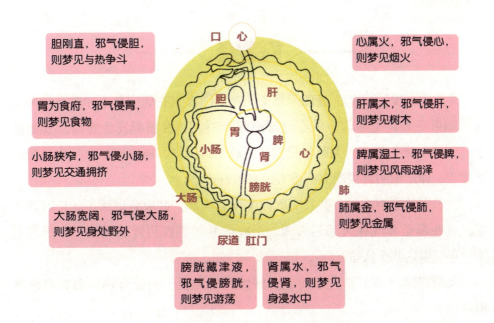

## 八、大肠手阳明经病证

【原文】

大肠病者,肠中切痛而鸣濯濯,冬日重感于寒则泄,当脐而痛,不能久立。与胃同候。取巨虚上廉。

肠中雷鸣,气上冲胸,喘,不能久立,邪在大肠。刺肓之原、巨虚上廉、三里。

大肠有寒,鹜溏;有热,便肠垢。

大肠有宿食,寒栗发热,有时如疟状。

大肠胀者,肠鸣而痛,寒则泄,食不化。

厥气客于大肠,则梦田野。

【译文】

大肠腑病变的症状,表现为肠中急痛,因水气在肠中往来冲激而发出肠鸣。如果冬天再受寒邪,就会立即引起泄泻,并在脐周发生疼痛,其痛难忍,痛时不能久立。因大肠与胃相连,故与胃同候,所以应该取用大肠腑的下合穴,即足阳明胃经的上巨虚穴,来进行治疗。

肚子中常有声响的,并且有气向上冲到胸部,呼吸急促而不能长时间站立,这些都是邪气在大肠的表现,治疗的时候应该用针刺气海、巨虚、上廉、足三里这几个穴位。

大肠有寒,多水粪夹杂而下,好像鸭的大便。大肠有热,会有黏液排出。

大肠有宿食,则恶寒战栗,发热,有时如疟状。

大肠胀的,肠鸣疼痛,若感受寒邪,则大便泄泻与饮食不消化。

邪气侵入大肠,就会梦见身在田间野外。

对于脏腑来说，心、肝、脾、肺、肾五脏属阴，主里；胆、胃、大肠、小肠、三焦、膀胱六腑属阳，主表，通过经络联系，构成心与小肠、肝与胆、脾与胃、肺与大肠、肾与膀胱的表里配合关系。

脏腑的表里关系

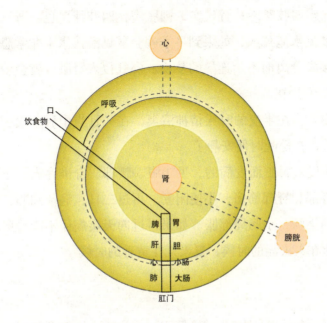

## 九、肾足少阴经病证

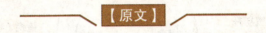

【原文】

肾气虚，则厥逆；实，则胀满，四肢正黑。肾气虚，则梦见舟船溺人，得其时，梦伏水中，若有畏怖；肾气盛，则梦腰脊两解不相属。厥气客于肾，则梦临渊，没居水中。

病在肾，夜半慧，日乘四季甚，下晡静。

病先发于肾，少腹腰脊痛，胻酸。三日之膀胱，背膂筋痛，小便闭。二日上之心，心痛。三日之小肠，胀。四日不已，死。冬大晨，夏晏晡。

【译文】

肾气虚，则四肢寒冷；肾气实，则胀满，四肢纯黑色。肾气虚，于是便梦见船，或梦见水淹死人，如果到冬季就会梦见潜伏水下非常恐惧；肾气偏盛，就会有腰脊分离而不相连接的梦境。邪气侵入肾脏，就会梦见站在深渊的边沿或浸没在水中。

肾有病的人，在半夜的时候精神清爽，在一日当中辰、戌、丑、未四个时辰病情加重，在傍晚时便安静了。

邪气首先侵入肾脏而发病的，见小腹、腰部、脊椎疼痛，小腿酸。三日病传膀胱，背部和脊部筋痛，小便闭塞。再过二日，病传到心，心区痛，再过三日病传到小肠，小肠局部胀。如果再过四天疾病还不能治愈，患者就会死亡。冬天死在天大亮的时候，夏天死在黄昏的时候。

一般情况下，疾病的变化规律是：随着阳气的上升而减轻，随着阴气的上升而加重。此外，各脏腑本身也有其所主之日，它们的盛衰变化也会影响疾病的盛衰。

自然阴阳之气的变化对疾病的影响

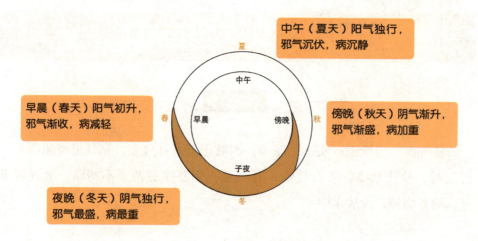

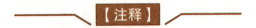

【原文】

肾脉搏坚而长，其色黄而赤，当病折腰。其软而散者，当病少血。

肾脉沉之大而坚，浮之大而紧，苦手足骨肿，厥，而阴不兴，腰脊痛，少腹肿，心下有水气，时胀闭，时泄。得之浴水中，身未干而合房内，及劳倦发之。

黑，脉之至也，上坚而大，有积气在少腹与阴，名曰肾痹。得之沐浴清水而卧。

凡有所用力举重，若入房过度，汗出如浴水，则伤肾。

肾胀者，腹满引背央央然，腰髀痛。

肾水者，其人腹大，脐肿，腰重痛，不得溺，阴下湿如牛鼻头汗，其足逆寒，大便反坚。

肾著①之为病，从腰以下冷，腰重如带五千钱。肾著之病，其人身体重，腰中冷如冰状（一作如水洗状。一作如坐水中，形如水状）。反不渴，小便自利，食饮如故，是其证也。病属下焦。从身劳汗出，衣里冷湿故，久久得之。

【注释】

①肾著：由寒湿内着于肾所致的病证。

【译文】

肾脉坚长，搏击指下，面部黄而带赤，是心脾之邪盛侵犯于肾，肾受邪伤，当病腰痛如折；如其脉软而散者，当病精血虚少。

肾脉重按大而坚，轻按紧而大的，症见手足骨节冷而肿，阳痿不举，腰脊痛，少腹肿，心下有水气，腹胀便闭，时而泄泻。病得自浴后身未干时，而行房事，以及劳力过度所致。

面部出现黑色，脉象坚实而大，这是病邪积聚在小腹与前阴，病名叫作肾痹，多因冷水沐浴后睡卧受凉所引起。

凡有提举重物用力过度，或房事过度，出汗后又用冷水淋浴，就会使肾脏受伤。

肾胀的症状为腹中胀满致使背脊不畅，腰髀部疼痛。

肾水病的患者，症见腹部胀大，脐部肿，腰部沉重而痛，小便不利，阴部像牛鼻出汗一样湿润，足部逆冷，大便反而坚硬。

肾着的病，患者自感腰部以下寒冷，腰部沉重，好像带五千铜钱那样重。肾着的病证，患者身体沉重，腰中寒冷如冰样，口反不渴，小便自利，饮食如常，这就是肾着的病证了。病属下焦，其原因是身体过劳、汗出衣服湿冷，经久而得病的。

【原文】

肾病，手足逆冷，面赤目黄，小便不禁，骨节烦疼，少腹结痛，气冲于心。其脉当沉细而滑，今反浮大；其色当黑，而反黄。此是土之克水，为大逆，十死不治。

【译文】

肾病，症见手足寒冷，面赤目黄，小便不禁，骨节烦疼，小腹部拘急而痛，气上冲心。其脉象应是沉滑细，今反浮大，患者颜色应当黑色，反见黄色，属于土克水，是大为反常的逆证，必死无疑。

# 十、膀胱足太阳经病证

## 【原文】

膀胱病者，少腹偏肿而痛，以手按之，则欲小便而不得，肩上热。若脉陷，足小指外侧及胫踝后皆热。若脉陷者，取委中。

膀胱胀者，少腹满而气癃。

病先发于膀胱者，背䐥筋痛，小便闭。五日之肾，少腹、腰脊痛，胫酸。一日之小肠，胀。一日之脾，闭塞不通，身痛体重。二日不已，死。冬鸡鸣，夏下晡（一云日夕）。

厥气客于膀胱，则梦游行。

## 【译文】

膀胱腑病变的症状，表现为小腹部偏肿、疼痛，若用手按压痛处，就会产生尿意，却又尿不出来。由于膀胱经脉起于足小趾外侧，循胫踝上行于肩背，所以当足小趾外侧、胫踝及肩部发热，或是这些部位的经脉循行处陷下不起时，可以取用膀胱腑的下合穴，即本经（足太阳膀胱经）的委中穴，来进行治疗。

膀胱胀的表现为小腹胀满且小便不通。

邪气首先侵入膀胱而发病的，背脊筋痛，小便不通。五日传至肾，出现少腹、腰、脊痛，胫酸。再过一日，传至小肠，出现小腹胀。再过一日，传到脾，出现痞满闭塞不通，身体痛而沉重，如果再过两日疾病还不能治愈，患者就会死亡。冬天死在早晨鸡鸣的时候，夏天死在黄昏的时候。

邪气侵犯膀胱，会梦见到处游走。

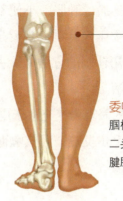

**委中**
腘横纹中点，股二头肌肌腱与半腱肌肌腱的中间

# 十一、三焦手少阳经病证

【原文】

三焦病者，腹胀气满，小腹尤坚，不得小便，窘急，溢则为水，留则为胀。候在足太阳之外大络，在太阳、少阳之间，赤见于脉。取委阳。

少腹病肿，不得小便，邪在三焦约。取太阳大络，视其络脉与厥阴小络结而血者。肿上及胃管，取三里。

三焦胀者，气满于皮肤，壳壳然而不坚，不疼。

热在上焦，因咳为肺痿。热在中焦，因腹坚。热在下焦，因溺血。

【译文】

三焦腑病变的症状，表现为腹气胀满，小腹部尤为满硬坚实，小便不通而甚感急迫。小便不通则导致水道不利，水道不利则导致水液无所出，如果水溢于皮下则会水肿，如果水停留在腹部则会形成水胀病。诊察此病，可观察足太阳膀胱经外侧大络的变化，此大络在足太阳膀胱经与足少阳胆经之间，若此处脉出现赤色，治疗时应取三焦腑在下肢的下合穴，即足太阳膀胱经的委阳穴。

小腹部疼痛、肿胀，小便不利，这是邪在膀胱的症状，治疗时应取足太阳经的大络委阳穴针刺，观察足太阳经的大络与厥阴经的小络，其中如有瘀血积聚，就用针刺的方法来除去瘀血。如果小腹部肿痛向上连及胃脘的，取足三里穴刺治。

三焦胀的表现为气充塞于皮肤中，用手按时浮而不坚实。

无疼痛上焦发热，因咳嗽而成肺痿。中焦发热，因而腹部硬满。下焦发热，因而尿血。

# 脉经卷第七

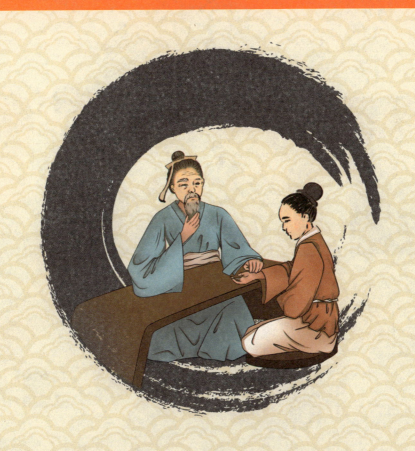

# 一、平卒尸厥①脉证

【原文】

寸口沉大而滑，沉则为实，滑则为气，实气相搏，血气入于脏即死，入于腑即愈，此为卒厥。不知人，唇青身冷，为入脏，即死；如身温和，汗自出，为入腑，而复自愈。

> **尸厥病的形成与治疗**
> 尸厥病是人体经脉经气衰竭，导致身体麻木失去知觉的状态。这主要是由于络于耳内的五条经脉的络脉经气衰竭所致。治疗时应针刺下图右侧标示的穴位。

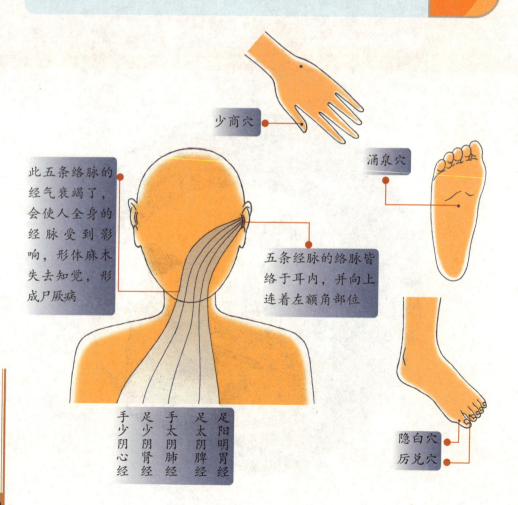

**【注释】**

①尸厥：古病名，厥证之一。指突然昏倒，不省人事，其状如死的恶候。出《素问·缪刺论》："其状若尸，故曰尸厥。"

**【译文】**

寸口脉沉大而滑，沉主实，滑主气，实与气相互结合，血气入脏即死，入腑则易愈，这称为卒厥。患者症见忽然昏倒，不省人事，口唇呈现青紫，浑身冰冷，这是血气入脏的表现，很快会导致死亡。如果身体温和，汗自出，这是入腑的表现，可能会自行转愈。

## 二、平阳毒阴毒百合狐惑脉证

**【原文】**

阳毒为病，身重腰背痛，烦闷不安，狂言，或走，或见鬼，或吐血下痢，其脉浮大数，面赤斑斑如锦纹①，喉咽痛，唾脓血。五日可治，至七日不可治也。有伤寒一二日便成阳毒。或服药吐、下后变成阳毒，升麻汤主之。

阴毒为病，身重背强，腹中绞痛，咽喉不利，毒气攻心，心下坚强，短气不得息，呕逆，唇青面黑，四肢厥冷，其脉沉细紧数，身如被打。五六日可治，至七日不可治也。或伤寒初病一二日，便结成阴毒。或服药六七日以上至十日，变成阴毒，甘草汤主之。

**甘草汤**
甘草6克，水煎服。

【注释】

①锦纹：织锦上的花纹。此指条状或块状的斑疹。

【译文】

阳毒的病症，出现身体重，腰背痛，心中烦闷不安，狂言乱语，到处走动，或作见鬼之状，或吐血，下利，脉象浮大数，面见红斑，像锦上的花纹，咽喉疼痛，口吐脓血。此病不可拖延，发病五日以内还可以治疗，到了七日就难治了。有的伤寒病患者，只一二日就变成阳毒证。有的因服药或误吐下后变成阳毒证的，可用升麻汤治疗。

阴毒的病证，出现身体重背硬，腹中绞痛，咽喉不利，如果毒气攻心，则心下坚硬，短气，呼吸感到困难，呕逆，唇青，面黑，四肢厥冷，脉象沉细紧数，遍身疼痛，好像被打一样。此病不可拖延，五六日内尚可治疗，过了七日就难治了。有的伤寒病患者，才一二日就结成阴毒证；有的经服药治疗六七日以上至十日以内，变成阴毒证，可用甘草汤治疗。

【原文】

百合之为病，其状常默默①欲卧，复不能卧，或如强健人，欲得出行，而复不能行，意欲得食，复不能食，或有美时，或有不用闻饮食臭时，如寒无寒，如热无热，朝至口苦，小便赤黄，身形如和，其脉微数。百脉一宗②，悉病，各随证治之。百合病，见于阴者，以阳法救之；见于阳者，以阴法救之。见阳攻阴，复发其汗，此为逆，其病难治；见阴攻阳，乃复下之，此亦为逆，其病难治。

【注释】

①默默：指患者精神不振，沉默不语的样子。

②百脉一宗：指人体血脉分之可百，但其同归心肺所主则一。"宗"，"本"也，"聚"也之谓。

【译文】

百合病的症状表现为：经常出现沉默不语，想睡觉又睡不着，或像健康的人，想行走又走不动，想吃又吃不下，有时食欲大振，有时又不思饮食，而且怕闻到食物的气味，似乎怕冷，但又没有寒证，似乎发热，但又没有热证，晨起口中发苦，小便黄赤，从形体上来观察，并无明显的病态，但脉象表现出微而兼数，因为百脉都是同出一源的，一脉变阻，全身百脉都会受到影响，治疗时，应当根据它不同的证候来进行。患百合病，如果出现阴寒证，应该用温阳散寒法；如果出现阳热证，则应该用滋阴清热法。如果出现阳热证，反用温阳散寒法治疗，又再发其汗，属于逆治（误治），病就难治愈；如果出现阴寒证，却用滋阴清热法治疗，又服用泻下药，这也属于逆治（误治），病就难治愈。

【原文】

狐惑为病，其状如伤寒，默默欲眠，目不得闭，卧起不安。蚀于喉为惑，蚀于阴为狐。狐惑之病，并不欲饮食，闻食臭，其面目乍赤、乍白、乍黑。其毒蚀于上者，则声喝①，其毒蚀下部者，咽干。蚀于上部，泻心汤主之。蚀于下部，苦参汤淹洗之；蚀于肛者，雄黄熏之。

其人脉数，无热微烦，默默欲卧，汗出。初得三四日，目赤如鸠眼，得之七八日，目四眦黄黑，若能食者，脓已成也，赤小豆当归散主之。

**泻心汤**
大黄10克，黄连、黄芩各5克。

**赤小豆当归散**
赤小豆（浸令芽出，爆干）150克，当归30克。

病人或从呼吸上蚀其咽，或从下焦蚀其肛阴。蚀上为惑，蚀下为狐。狐惑病者，猪苓散主之。

## 【注释】

①声喝（yè）：指说话声音嘶哑或噎塞不利。

## 【译文】

患狐惑病，症状表现与伤寒病很类似，患者沉默想睡，却不能闭目安眠，睡卧时又想起身，神情不安。虫毒侵蚀于上部咽喉的称为惑，侵蚀于下部前后二阴的称为狐。患者不想吃东西，很怕闻到饮食的气味，同时面色及眼睛的颜色也变化无常，有时红，有时黑，有时白。如果腐蚀于咽喉，就会出现声音嘶哑，应当服用泻心汤治疗。虫毒腐蚀于前阴部，就会出现咽喉干燥，用苦参汤外洗。腐蚀于肛门的，用雄黄外熏。

患者出现数脉，没有发热，感觉稍微烦躁，沉默无语，只想睡觉，身体出汗。初得病的三四天，双眼红得像斑鸠的眼睛一样，等到七八天时，两眼的内、外眦变黑；如果此时能吃东西，表示热毒蕴结于血分而形成痈脓。应当服用赤小豆当归散治疗。

患者或者从上呼吸道腐蚀咽喉，或者从下腐蚀肛阴。侵蚀上部的称为惑，侵蚀下部的称为狐，患狐惑病的，可以服用猪苓散治疗。

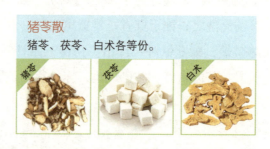

**猪苓散**
猪苓、茯苓、白术各等份。

## 三、平霍乱转筋脉证

**【原文】**

问曰：病有霍乱①者何？师曰：呕吐而利，此为霍乱。

问曰：病者发热，头痛，身体疼，恶寒，而复吐利，当属何病？师曰：当为霍乱。霍乱吐利止，而复发热也。伤寒，其脉微涩，本是霍乱，今是伤寒，却四五日，至阴经上，转入阴必吐利。

转筋为病，其人臂脚直，脉上下行，微弦，转筋入腹，鸡屎白散主之。

**【注释】**

①霍乱：病名，形容病势急而变化快，挥霍之间，便致撩乱，因而名为霍乱。

**【译文】**

问：疾病中有称为霍乱的，其症状是怎样的呢？师答：呕吐与腹泻并作，病势急骤，顷刻间有挥霍撩乱之势的，即所谓的霍乱。

问：病有发热头痛，身疼恶寒，上吐下泻的，这是什么病？师答：这名叫霍乱。霍乱自以吐泻为主症，又有吐泻止后，再次发热的。是伤于寒邪，然而脉象却出现微涩，因为开始是霍乱病，现在是复感寒邪，经过四五日后，传至阴经的时候，邪转入阴，必然还会出现吐泻的症状。

转筋这种病，患者的臂腿筋挛急，不能转动，脉象三部皆微弦，转筋上连腹部的，用鸡屎白散治疗。

# 四、平中风历节脉证

【原文】

夫风之为病，当半身不遂，或但臂不遂者，此为痹。脉微而数，中风使然。

头痛脉滑者，中风，风脉虚弱也。

寸口脉浮而紧，紧则为寒，浮则为虚，虚寒相搏，邪在皮肤。浮者血虚，络脉空虚，贼邪不泻，或左或右，邪气反缓，正气则急，正气引邪，㖞僻不遂。邪在于络，肌肤不仁。邪在于经，则重不胜。邪入于腑，则不识人。邪入于脏，舌即难言，口吐于涎。

寸口脉迟而缓，迟则为寒，缓则为虚。荣缓则为亡血，卫迟则为中风。邪气中经，则身痒而瘾疹。心气不足，邪气入中，则胸满而短气。

趺阳脉①浮而滑，滑则谷气实，浮则汗自出。

少阴脉②浮而弱，弱则血不足，浮则为风，风血相搏，则疼痛如掣。

【注释】

①趺阳脉：在足背上五寸骨间动脉处，即冲阳穴，可候胃气变化。

②少阴脉：此指太溪穴处的动脉，在足内踝后跟骨上，动脉陷中处。

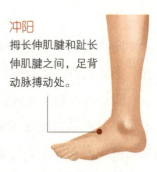

**冲阳**
拇长伸肌腱和趾长伸肌腱之间，足背动脉搏动处。

【译文】

患中风病，表现为半身不能随意活动，如果出现一侧手臂不能随意活动的，属于痹证。脉象微而数的，属于中风病的脉象。

头痛脉滑的,是中风,风的脉象是虚弱的。

寸口脉出现浮紧的脉象,紧脉表示为感受寒邪,浮脉表示为卫气不足的虚证,这是由于寒邪与虚损的正气相争,寒邪胜故留滞于肌肤。浮脉是因为血虚,导致络脉空虚,以致外邪留滞不去,乘虚留于身体的左侧或右侧,受邪的一侧,由于络脉痹阻,因此松弛不用;而健康的一侧,则气血运行正常,因此反而显得比较紧张拘挛。由于健康的一侧牵引病邪,因此出现口眼向健康的一侧歪斜。如果邪气侵犯络脉,导致肌肤失养,就会出现肌肤麻木不仁;如果邪气侵犯经脉,导致肢体失养,则会出现肢体沉重无力;如果邪气侵犯入腑,导致神明失养,就会出现神志不清;如果邪气侵犯入脏,由于阴脉皆连于舌本,脏气不能达于舌下,则会出现口流涎水,不能说话。

如果寸口部出现迟缓的脉象,迟脉表示为寒,缓脉表示虚。营阴亏虚是由于失血过多,卫气亏虚则是由于风邪损伤所致。如果风寒邪气乘虚侵入经脉,就会出现全身痒而发为瘾疹;如果心气不足,又感受邪气,就会出现胸部胀满和短气。

如果趺阳部出现浮滑的脉象,滑脉表示为胃肠中的谷气壅聚成实,浮脉表示为里热炽盛而出汗。

如果少阴部出现浮滑的脉象,弱脉表示为阴血虚少,浮脉表示为外感风邪,风邪与血虚抟结,导致经脉痹阻不通,因此出现关节牵制疼痛。

【原文】

盛人①脉涩小,短气,自汗出,历节疼,不可屈伸,此皆饮酒汗出当风所致也。

寸口脉沉而弱,沉则主骨,弱则主筋;沉则为肾,弱则为肝。汗出入水中,如水伤心,历节黄汗出,故曰历节也。

味酸则伤筋,筋伤则缓,名曰泄。咸则伤骨,骨伤则痿,名曰枯。枯泄相搏,名曰断泄。荣气不通,卫不独行,荣卫俱微,三焦无所御②,四属断绝③,身体羸瘦,独足肿大,黄汗出,胫冷,假令发热,便为历节也。病历节,疼痛不可屈伸,乌头汤主之。

诸肢节疼痛，身体尪羸④，脚肿如脱，头眩短气，温温欲吐，桂枝芍药知母汤主之。

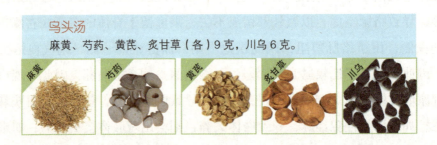

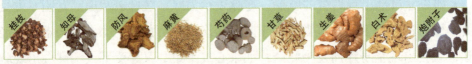

【注释】

①盛人：指的是外形肥胖的人。

②三焦无所御：御作"统驭""统治"解，指营卫之气不能灌通三焦，空虚也。

③四属断绝：身体四肢的气血营养得不到供给。

④尪羸：形容关节肿大。沈氏、尤氏、《医宗金鉴》俱作"羸"，是指身体瘦弱。

【译文】

如果肥胖者出现涩小的脉象，症状表现为呼吸气短，自汗，全身关节疼痛，屈伸不利，这是由于饮酒以后出汗，又感受风邪所致。

如果寸口部出现沉而弱的脉象，沉脉主骨病，弱脉主筋病，故沉脉为肾病,弱脉为肝病。汗为心液,如果人体于出汗后浸入水中,汗与水湿相互搏击,不仅损伤心气,出现黄汗,汗湿还会流注于关节,引起关节肿痛,称为历节病。

酸味食物容易伤筋,筋受伤则肌肉弛缓,称为泄;咸味食物容易伤骨,骨受伤则痿软无力,称为枯。筋缓与骨痿相合,称为断泄。如果营气不通,则卫气不能运行;如果营卫都虚弱,三焦功能失职,不能输送精气,则四肢失养,身体瘦弱,唯独两脚肿大,出黄汗,小腿发凉,如果兼有发热,则属于疬节病。患疬节病,出现关节疼痛,不能随意屈伸的,应当服用乌头汤治疗。

全身每个关节疼痛,身体瘦弱,两脚肿胀而又麻木不仁,像是要与肢体完全脱离一样,头晕,呼吸气短,时时想要呕吐,应当服用桂枝芍药知母汤治疗。

## 五、平消渴小便利淋脉证

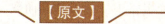

师曰:厥阴之为病,消渴①,气上冲心,心中疼热,饥而不欲食,食即吐,下之不肯止。

寸口脉浮而迟,浮则为虚,迟则为劳。虚则卫气不足,迟则荣气竭。趺阳脉浮而数,浮则为气,数则消谷而紧(《要略》紧作大坚),气盛则溲数,溲数则紧(《要略》作坚)。紧数相搏,则为消渴。

男子消渴,小便反多,以饮一斗,小便一斗,肾气丸主之。

【注释】

①消渴:此指严重的口渴引饮,是厥阴病热盛时的一个症状,与下文杂病中的多饮、多食、多尿之三消病有所不同。

## 【译文】

老师说：患厥阴病症状表现为口渴而饮水不停，气逆向上冲心，心中疼痛灼热，感觉饥饿却又不想进食，食后又吐出。如果误用下法治疗，就会导致腹泻不止。

如果寸口部出现浮迟的脉象，浮脉表示为虚证，迟脉表示为虚劳证，虚属于卫气不足，劳则属于营气衰竭。如果趺阳脉出现浮数的脉象，浮脉表示为胃中邪气充盛，数脉表示为胃热，胃热则消谷善饥而大便坚硬，胃中邪气充盛，则水湿渗于膀胱而小便频数，小便频数则大便更为坚硬，小便频数与大便坚硬同时出现，就属于消渴病。

男子患消渴病，由于肾气衰微，不能蒸腾化气以摄水，水尽趋于下，因此小便反而增多，喝水一斗，也小便一斗，应当服用肾气丸治疗。

## 【原文】

师曰：热在（一作结）下焦则溺血，亦令人淋闭不通。淋之为病，小便如粟状①，少腹弦急，痛引脐中。寸口脉细而数，数则为热，细则为寒，数为强吐。趺阳脉数，胃中有热，则消谷引食，大便必坚，小便则数。少阴脉数，妇人则阴中生疮，男子则气淋。

淋家不可发汗，发汗则必便血。

## 【注释】

①小便如粟状：指小便排出粟状之物。

## 【译文】

老师说：热气结在下焦，就会出现尿血，也会使人小便淋闭而不通畅。患淋病，症状表现为：小便不通畅，排尿频数而量少，且有犹如粟状的东西点滴而出，小腹拘急紧张，疼痛牵引到脐中。寸口脉象细而数，脉数主热，脉细主寒。这种数脉是由强力呕吐所致。趺阳脉出现数脉，胃中有邪热，则会出现消谷善饥，大便必定坚硬，小便必定次数增多。少阴肾脉数，妇人则表现为阴部生疮，男子则表现为病气淋。

患淋病，不可妄用发汗法，否则就会出现尿血的症状。

## 六、平水气黄汗气分脉证

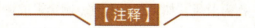

师曰：病有风水，有皮水，有正水，有石水，有黄汗。风水其脉自浮，外证骨节疼痛，其人恶风；皮水，其脉亦浮，外证胕肿①，按之没指，不恶风，其腹如鼓（如鼓，一作如故不满），不渴，当发其汗；正水，其脉沉迟，外证自喘；石水，其脉自沉，外证腹满，不喘；黄汗，其脉沉迟，身体发热，胸满，四肢、头面肿，久不愈，必致痈脓。

①胕：指皮肤浮肿。

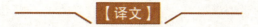

老师说：水气病可以分为风水、皮水、正水、石水、黄汗等五种。风水病的脉象浮，外证表现为全身骨节疼痛而怕风；皮水病的脉象亦浮，外证表现为身体浮肿，用手按压皮肤凹陷不起，不怕风，腹部胀大如鼓，口不渴，应当用发汗法治疗；正水病的脉象沉迟，外证表现为气喘；石水病的脉象沉，外证表现为腹部胀满但不喘；黄汗病的脉象沉迟，身体发热，胸部胀满，四肢皮肤与头面浮肿，如果久病不愈，必定会导致痈脓。

【原文】

　　脉浮而洪，浮则为风，洪则为气，风气相搏，风强则为瘾疹[1]，身体为痒，痒为泄风[2]，久为痂癞。气强则为水，难以俯仰。风气相击，身体洪肿，汗出乃愈。恶风则虚，此为风水；不恶风者，小便通利，上焦有寒，其口多涎，此为黄汗。

【注释】

①瘾疹：因外受风邪而诱发，以皮肤出现小丘疹且瘙痒为主症，类似"风疹"病。
②泄风：因瘾疹身痒，是风邪外泄的现象。

【译文】

　　出现浮洪的脉象，浮脉表示为感受风邪，洪脉表示为水气充盛，风邪与水气相互搏击。如果风邪胜于水气，就会出现瘾疹，身体发痒的症状，痒是风邪外透的表现，称为泄风，如果久病不愈，则会形成痂癞；如果水气胜于风邪，就会形成水气病，症状为身体俯仰困难。风邪与水气互相搏击，就会出现全身浮肿，此时可以用发汗法治疗。怕风表示卫气亏虚，属于风水病；不怕风，小便通利的，表示上焦有寒，口中涎沫多，属于黄汗病。

【原文】

　　寸口脉沉滑者，中有水气，面目肿大有热，名曰风水。视人之目裹上微拥，如新卧起状，其颈脉动，时时咳，按其手足上，陷而不起者，风水。
　　太阳病，脉浮而紧，法当骨节疼痛，而反不疼，身体反重而酸，其人不渴，汗出即愈，此为风水。恶寒者，此为极虚，发汗得之。渴而不恶寒者，此为皮水。身肿而冷，状如周痹[1]，胸中窒，不能食，反聚痛，暮躁不眠，此为黄汗。痛在骨节,咳而喘,不渴者,此为脾胀。其形如肿,发汗即愈。然诸病此者,渴而下利,小便数者,皆不可发汗。

风水,其脉浮,浮为在表,其人能食,头痛汗出,表无他病,病者言但下重,故从腰以上为和,腰以下当肿及阴,难以屈伸,防己黄芪汤主之。

风水,恶风,一身悉肿,脉浮不渴,续自汗出,而无大热者,越婢汤主之。

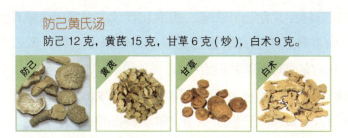

**防己黄氏汤**
防己12克,黄芪15克,甘草6克(炒),白术9克。

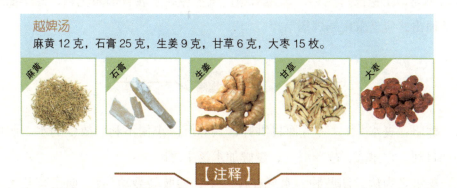

**越婢汤**
麻黄12克,石膏25克,生姜9克,甘草6克,大枣15枚。

【注释】

①周痹:病名,痹证的一种,病在血脉之中,其症状表现为疼痛偏于一侧,能够上下游走,而左右则不移动。

【译文】

寸口部出现沉滑的脉象,表示体内有水气,面目浮肿,发热,称为风水;患者的双眼睑出现微肿,像是睡眠后刚醒来一般,颈部的脉管跳动,时常咳嗽,用手按压其手脚的皮肤则凹陷不起,属于风水病。

患太阳病,出现浮紧的脉象,理应兼有骨节疼痛,如今非但不痛,身体反而沉重且酸，口不渴，如果出汗后则病可以好转，这属于风水病。如果出现怕冷的症状，是因为身体极度虚弱时，又因发汗损伤卫阳的缘故。口渴而不怕冷的，属于皮水病。全身浮肿而又怕冷的，症状类似于周痹病，表现为胸中憋闷，不能进食，骨节疼痛，傍晚时烦躁不安，不能入眠，属于黄汗病。咳嗽而又气喘，口不渴的，属于脾胀病。症状类似于水肿病，用发汗法治疗则可以痊愈。治疗这些患水气病的人，不论是口渴而腹泻，或是小便次数较多的，都不可以用发汗法治疗。

患风水病，脉浮，浮为邪在表，患者饮食较为正常，头痛汗出，体表无其他症状，患者自述下半身沉重感，所以由腰以上还好，腰以下当肿到阴部，屈伸困难，宜用防己黄芪汤治疗。

患风水病，由于风邪侵犯肌表，肺气不宣，故怕风、脉象浮；肺之通调水道功能失司，津液停聚泛溢于肌表，故全身浮肿；风邪在表，里无大热，故口不渴、全身没有大热；风为阳邪，风水抟结于表，郁而化热，故不断地自汗而出，应当服用越婢汤治疗。

【原文】

师曰：里水①者，一身面目洪肿，其脉沉。小便不利，故令病水。假如小便自利，亡津液，故令渴也，越婢加术汤主之。

皮水之为病，四肢肿，水气在皮肤中，四肢聂聂动②者，防己茯苓汤主之。趺阳脉当伏，今反紧，本自有寒，疝瘕③，腹中痛。医反下之，下之则胸满短气。

### 越婢加术汤
麻黄、白术（各）12克，石膏25克，生姜9克，甘草6克，大枣15枚。

麻黄

白术

石膏

生姜

甘草

大枣

### 防己茯苓汤

防己、黄芪、桂枝（各）9克，茯苓18克，甘草6克。

趺阳脉当伏，今反数，本自有热，消谷（一作消渴），小便数，今反不利，此欲作水。

寸口脉浮而迟，浮脉热，迟脉潜，热潜相搏，名曰沉。趺阳脉浮而数，浮脉热，数脉止，热止相搏，名曰伏。沉伏相搏，名曰水。沉则络脉虚，伏则小便难，虚难相搏，水走皮肤，则为水矣。

寸口脉弦而紧，弦则卫气不行，卫气不行则恶寒，水不沾流，走在肠间。

少阴脉紧而沉，紧则为痛，沉则为水，小便即难。师曰：脉得诸沉者，当责有水，身体肿重。水病脉出④者，死。

### 【注释】

①裹水：即文中所说的皮水，指皮下有水气停积的病证。

②聂聂动：形容其动而轻微。

③疝瘕：指腹痛有块的证候，由寒气引起，故积块或聚或散，没有定处。

④脉出：指脉暴出而无根，上有而下绝无，为阳气越脱之象。

### 【译文】

老师说：患皮水病，面目与全身都浮肿，脉象沉，小便不通利，导致水湿滞留，因而形成水气病。如果小便通利，则是因水去而津液受损，因此出现口渴的症状，应当服用越婢加术汤治疗。

患皮水病，四肢浮肿，这是由于水气流溢在皮肤中，故四肢肌肉轻微跳动，应当服用防己茯苓汤治疗。趺阳脉象应当出现伏脉，如今反而出现紧脉，这是因为体内有寒邪壅聚的缘故，例如寒邪、疝瘕、腹中痛等病，医生却误用下法，攻下后立即感到胸部胀满，呼吸气短。

趺阳脉的脉象应当出现伏脉，如今反而出现数脉，这是因为体内有热邪壅聚的缘故，因此食物消化得很快，小便频数。如果小便反而不通利的，表示将要发生水气病。

如果寸口出现浮迟的脉象，浮脉表示为邪热，迟脉表示为潜藏，热与潜相合，称为沉；如果趺阳脉出现浮数的脉象，浮脉表示为邪热，数脉表示为水谷精微停滞而不能运化，热与壅滞之水谷相合，称为伏；沉与伏相合，称为水；沉表示络脉空虚，伏表示小便困难，络脉空虚与小便困难相合，以致水邪泛溢于肌肤，就会形成水气病。

如果寸口部出现弦紧的脉象，弦脉表示为卫气运行不畅，因此怕冷，水液不能正常运行，而下注于肠间。

如果少阴部出现紧沉的脉象，紧脉表示为痛证，沉脉表示为有水，因而小便困难。老师说：出现沉脉的，应当兼有水气以及身体肿胀而沉重，如果患水病而脉象暴出无根的，属于死证。

【原文】

夫水病人，目下有卧蚕，面目鲜泽①，脉伏，其人消渴。病水腹大，小便不利，其脉沉绝者，有水，可下之。

问曰：病下利后，渴饮水，小便不利，腹满因肿者，何也？答曰：此法当病水，若小便自利及汗出者，自当愈。

水之为病，其脉沉小属少阴。浮者为风，无水虚胀者为气。水发其汗即已。沉者与附子麻黄汤，浮者与杏子汤。

【注释】

①鲜泽：肤色光亮。

【译文】

患水气病，眼胞出现浮肿，好像蚕卧在上面一样，脸面与双眼光亮润泽，脉伏，表示属于容易口渴，饮水很多的消渴病。如果腹部肿大，小便不通利，脉象沉绝的，表示内里有水气停聚，可以用攻下法治疗。

问道：患腹泻后，出现口渴饮水，小便不通利，腹部胀满而阴部水肿的，这是什么原因呢？老师回答：按道理应当要出现水气病，如果小便通畅，兼有出汗的，则病情会自行痊愈。

患水气病，脉象沉小的，属于少阴。脉浮的表示为风，没有水气而虚胀的，表示为气病。患水气病，发汗后就能痊愈。脉象沉的，应当服用麻黄附子汤治疗；脉象浮的，应当服用杏子汤治疗。

【原文】

心水者，其身重而少气，不得卧，烦而躁，其阴大肿。
肝水者，其腹大，不能自转侧，胁下腹中痛，时时津液微生，小便续通①。
肺水者，其身肿，小便难，时时鸭溏。
脾水者，其腹大，四肢苦重，津液不生，但苦少气，小便难。
肾水者，其腹大，脐肿，腰痛，不得溺，阴下湿如牛鼻上汗，其足逆冷，面又瘦（一云大便反坚）。

【注释】

①小便续通：指小便断续通畅，即时通时不通。

【译文】

患心水病，会出现身体沉重，呼吸少气，不能平卧，心烦，躁动不安，前阴部肿胀等症状。

患肝水病，会出现肚腹肿大，不能自由转动，胁下与腹部疼痛，口中常有少许的津液，小便时通时闭等症状。

患肺水病，会出现身体浮肿，小便困难，大便时常溏泻如同鸭粪一般等症状。

患脾水病，会出现腹部胀大，四肢沉重，口中没有津液，少气，小便艰难等症状。

患肾水病，会出现腹部肿大，肚脐肿胀，腰痛，小便不通畅，阴部潮湿如同牛鼻上的湿汗一般，两脚逆冷，面部又消瘦等症状。

【原文】

师曰：诸有水者，腰以下肿，当利小便，腰以上肿，当发汗乃愈。

师曰：寸口脉沉而迟，沉则为水，迟则为寒，寒水相搏，趺阳脉伏，水谷不化，脾气衰则鹜溏，胃气衰则身肿。少阳脉卑，少阴脉细，男子则小便不利，妇人则经水不通。经为血，血不利则为水，名曰血分（一云水分）。

问曰：病者苦水[①]，面目身体四肢皆肿，小便不利。师脉之，不言水，反言胸中痛，气上冲咽，状如炙肉[②]，当微咳喘。审如师言，其脉何类？师曰：寸口脉沉而紧，沉为水，紧为寒，沉紧相搏，结在关元，始时当微，年盛不觉，阳衰之后，荣卫相干，阳损阴盛，结寒微动，肾气上冲，喉咽塞噎，胁下急痛。医以为留饮而大下之，气击不去，其病不除。后重吐之，胃家虚烦，咽燥欲饮水，小便不利，水谷不化，面目手足浮肿。又与葶苈丸下水，当时如小差，食饮过度，肿复如前，胸胁苦痛，象若奔豚，其水扬溢，则浮咳喘逆。当先攻击冲气，令止，乃治咳，咳止，其喘自差。先治新病，病当在后。

【注释】

①苦水：患水气病，或为水气病所苦。

②状如炙肉：形容冲气发作时的症状，患者自觉咽中像有烤肉块阻塞一样，吞之不下，吐之不出。

【译文】

老师说：治疗水肿病，对于腰部以下浮肿的，应当用利小便法治疗；对于腰部以上浮肿的，应当用发汗法治疗，病就会好。

老师说：如果寸口部出现沉迟的脉象，沉脉表示为有水，迟脉表示为有寒，寒与水相互抟结为害；如果趺阳脉出现伏脉，表示饮食不能消化，脾气虚衰则出现大便溏泻，胃气虚衰则出现身体浮肿；如果少阳脉出现沉而弱的脉象（少阳脉指耳门微前上方部位之脉，脉卑指按之沉而弱，表示营血不足），少阴脉出现细脉，在男子就会出现小便不通利，在妇人就会出现经水不通，月经的来源为血，经血不通就会形成水气病，称为血分。

问：患水气病的患者，面目与身体四肢都浮肿，小便不通畅，诊脉时认为此证并不是水气病，患者反而提到胸中疼痛，气逆上冲到咽部，咽中好像有块肉梗塞一般，还会轻微咳嗽气喘。如果根据老师的看法，此证的脉象应当如何？老师回答：如果寸口部出现沉紧的脉象，脉沉表示为有水，脉紧表示为有寒，沉紧相合，寒水交结，积聚于下焦关元。由于初病时比较轻微，年轻气盛时，并不会感觉异样，等到年老体弱时，由于营卫不调，阳虚而阴盛，导致阴寒内盛，下焦的寒水随着肾气上冲，引起咽喉部梗塞，胁下拘急疼痛。医生误认为是留饮，使用大量泻下药来攻下，但气逆依旧不降，寒水依旧不去，医生又再用吐法，损伤胃气，导致胃气亏虚而烦闷，咽喉干燥想喝水，小便不通利，饮食不消化，水谷精微不能运化，因此面目与手脚浮肿。医生又用葶苈丸泻水，起初水肿虽然可以稍微消退，但如果稍有不慎，食饮过度，浮肿又恢复与以前一样，兼有胸胁部苦于疼痛，症状如同奔豚病发作一般，水气随着逆气上迫于肺，则出现咳嗽、气喘。治疗时，应当先降其冲逆之气，等待冲气平息后，再治咳嗽，咳嗽停止，则喘息自然痊愈。必须先治冲气、咳嗽、气喘等新病，然后再治水气病这一旧病。

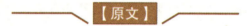

黄汗之病，身体洪肿（一作重），发热，汗出而渴（而渴，一作不渴），状如风水①，汗沾衣，色正黄如柏汁，其脉自沉。

问曰：黄汗之病，从何得之？师曰：以汗出入水中浴，水从汗孔入得之。黄芪芍药桂枝苦酒汤主之。

黄汗之病，两胫自冷，假令发热，此属历节。食已汗出，又身常暮卧盗汗出者，此劳气也。若汗出已，反发热者，久久其身必甲错。发热不止者，必生恶疮。若身重，汗出已辄轻者，久久必身瞤，瞤则胸中痛。又从腰以上必汗出，下无汗，腰髋弛痛，如有物在皮中状。剧者不能食，身疼重，烦躁，小便不利，此为黄汗。桂枝加黄芪汤主之。

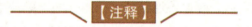

①风水：病名的一种。

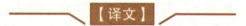

患黄汗，出现身体浮肿，发热汗出而口渴，症状类似于风水病，汗出沾衣，颜色黄如柏汁一般，脉象沉。

问：黄汗病，是如何患上的呢？老师说：这是由于出汗后，又浸入水中洗浴，水湿从汗孔渗入肌肤所致，应当服用黄芪芍桂酒汤治疗。

患黄汗病，症状应当表现为两小腿寒冷，如果小腿反而发热的，则属于历节病。如果进食后出汗，又经常在晚上睡眠时身体出汗较多的，属于虚劳病。如果汗出后，反而发热的，日久则身上肌肤粗糙得像鳞甲一般，长期发热不止的，一定会形成恶疮。如果身体沉重，出汗后，身体感到轻松的，日久必然出现肌肉瞤动,胸中疼痛,并且从腰以上出汗,腰部以下没有汗,腰髋部胀痛,好像有虫在皮肤里面爬行一样。严重的不能吃东西,身体疼痛沉重,烦躁,小便不通畅,属于黄汗病,应当服用桂枝加黄芪汤治疗。

**桂枝加黄芪汤**
桂枝、芍药、甘草、黄芪（各）6克,生姜9克,大枣12枚。

【原文】

寸口脉迟而涩,迟则为寒,涩为血不足。趺阳脉微而迟,微则为气,迟则为寒。寒气不足,则手足逆冷;手足逆冷,则荣卫不利;荣卫不利,则腹满胁鸣相逐;气转膀胱,荣卫俱劳。阳气不通则身冷,阴气不通则骨疼。阳前通①则恶寒,阴前通则痹不仁。阴阳相得,其气乃行,大气②一转,其气乃散。实则失气,虚则遗溺,名曰气分。气分,心下坚,大如盘,边如旋杯,水饮所作,桂枝去芍药加麻黄细辛附子汤主之。心下坚,大如盘,边如旋盘,水饮所作,枳实术汤主之。

【注释】

①阳前通：前,《说文解字》云:"前,齐断也。古假借作剪。"前通,即断绝流通之意。
②大气：指宗气。

【译文】

如果寸口部出现迟涩的脉象,脉迟表示为有寒,脉涩表示为血虚。趺阳脉出现微迟的脉象，脉微表示为脾阳不足，脉迟表示为寒气内盛。寒盛阳虚，不能温暖四肢，因此手足逆冷；手足逆冷表示营卫运行不利，营卫运行不利，就会出现腹部胀满、肠鸣。寒邪传入于膀胱，导致营卫虚弱，阳气不通，不能温暖肌肤则身冷，阴气不通则骨节疼痛。阳气先通而阴气不随着运行，就怕冷；阴气先通而阳气不随着运行，不能濡养肌肉，就会麻木不仁。阴气和阳气相互调和，气机才能正常运行，胸中宗气流转，寒气就能消散。实证的邪气，就会从后阴由矢气排出，虚证的邪气，就会从前阴由小便排出，称为气分病。患气分病，由于肾阳不足，肾之蒸腾功能失司，导致水寒之气凝滞于心窝部，故心窝坚硬，形大如同盘状，边缘如同杯状，用桂枝去芍药加麻黄细辛附子汤主治。患气分病，由于脾胃气虚，不能正常转输津液，导致水饮内停而形成聚积，故心窝部坚硬，像盘那样大小，边缘像圆杯那样坚硬，用枳术汤主治。

## 七、平胸痹心痛短气贲豚脉证

【原文】

师曰：夫脉当取太过与不及，阳微阴弦①，则胸痹而痛。所以然者，责其极虚也。今阳虚知在上焦，所以胸痹心痛者，以其脉阴弦故也。

胸痹之病，喘息咳唾，胸背痛，短气，寸口脉沉而迟，关上小紧数者，瓜蒌薤白白酒汤主之。

平人无寒热，短气不足以息者，实也。

【注释】

①阳微阴弦：关前为阳，关后为阴。阳微，指寸脉微；阴弦，指尺脉弦。

【译文】

老师说：诊脉时，应当注意脉象的太过与不及。如果寸口部出现微脉，尺部出现弦脉，属于胸痹心痛的病症。这是因为上焦的阳气不足，因此寸口部出现微脉；阴邪壅聚于下，因此尺部的脉象弦，才会出现胸痹心痛的病症。

患胸痹病，症状表现为：喘息，咳嗽，吐痰涎，胸背部疼痛，气短，寸口部出现沉迟的脉象，关部出现小紧数的脉象，用瓜蒌薤白白酒汤治疗。

患者没有恶寒发热的症状，却会突然出现气急短促、呼吸不利的症状，属于实证。

【原文】

贲豚①病者，从少腹起，上冲咽喉，发作时欲死，复止，皆从惊得。其气上冲胸，腹痛，及往来寒热，贲豚汤主之。

师曰：病有贲豚，有吐脓，有惊怖，有火邪，此四部病皆从惊发得之。

【注释】

①贲豚（tún）：贲，亦作奔。古病名，出《灵枢·邪气脏腑病形》。表现为气从少腹上冲于心，或冲咽喉，像小猪一样向上奔突，并有喘逆、少气等症。

【译文】

奔豚气发病时，患者自觉有气从少腹上冲到咽喉，痛苦至极，之后又如同正常人一样，这种病是由于惊恐等精神刺激所引起的。患奔豚病，发病时有气上冲胸部，腹部疼痛，寒热往来，应当服用奔豚汤治疗。老师说：奔豚、吐脓、惊怖、火邪，这四种病，都是由于过度惊恐导致的。

# 八、平腹满寒疝宿食脉证

【原文】

趺阳脉微弦，法当腹满，不满者必下部闭塞，大便难，两胠[①]（一云脚）疼痛，此虚寒从下上也。当以温药服之。

病者腹满，按之不痛为虚，痛者为实，可下之。舌黄未下者，下之黄自去。腹满时减，减复如故，此为寒，当与温药。

趺阳脉紧而浮，紧则为痛，浮则为虚，虚则肠鸣，紧则坚满。

双脉弦而迟者，必心下坚。脉大而紧者，阳中有阴也，可下之。

病腹中满痛为实，当下之。

腹满不减，减不足言，当下之。

病腹满，发热数十日，脉浮而数，饮食如故，厚朴三物汤主之。

腹满痛，厚朴七物汤主之。

寸口脉迟而缓，迟则为寒，缓即为气，气寒相搏，转绞而痛。

寸口脉迟而涩，迟为寒，涩为无血。

**厚朴三物汤**
厚朴15克，大黄12克，枳实9克。

**厚朴七物汤**
厚朴24克，甘草、大黄（各）9克，大枣10枚，枳实5克，桂枝6克，生姜15克。

**【注释】**

①胠：《说文》"亦（古腋字）下也"；《广雅》"胁也"；《素问》王冰注："胠，谓胁上也。"即胸胁两旁当臂之处。

**【译文】**

如果趺阳部出现微弦的脉象，应当兼有腹部胀满，如果腹部不胀满的，必定会出现大便困难，两侧胠下至腰部疼痛。这是由于下焦阳虚，寒气从下上逆的缘故，应当用温药治疗。

如果有腹部胀满的症状，按之不痛的为虚证；按之疼痛的为实证，治疗实证应当用泻下法。如果腹满而舌苔黄，没有用泻下法的，用泻下药后则黄苔可以消退。如果腹部胀满有时减轻，之后又依然如故，这属于寒证，应当用温药治疗。

趺阳脉紧而浮，紧主痛，浮主虚，虚则肠鸣，紧则腹部坚满。

两手脉象弦而迟，一定会出现心下坚硬。如果脉象大而紧，这是阳中有阴的缘故，可用下法治疗。

患者腹部胀满，兼有疼痛的，属于实证，应当用攻下法治疗。

腹部胀满，未见好转趋势，或者即使有减轻，感觉也不明显的，还应当用攻下法治疗。

患者腹部胀满，发热十数日以上，脉象浮数，饮食照常，用厚朴三物汤主治。腹部胀满又疼痛的，用厚朴七物汤主治。

寸口脉迟而缓，迟主寒，缓主气，气与寒相抟结，腹中绞转样的疼痛。

寸口脉迟而涩，迟主寒，涩主血不足。

**【原文】**

夫中寒家喜欠，其人清涕出，发热色和者，善嚏。

中寒，其人下利，以里虚也，欲嚏不能，此人肚中寒（一作痛）。

夫瘦人绕脐痛，必有风冷，谷气不行，而反下之，其气必冲。不冲者，心下则痞。

寸口脉弦者，则胁下拘急而痛，其人啬啬①恶寒也。

寸口脉浮而滑，头中痛。趺阳脉缓而迟，缓则为寒，迟则为虚，虚寒相搏，则欲食温。假令食冷，则咽痛。

寸口脉微，尺中紧而涩，紧则为寒，微则为虚，涩则血不足，故知发汗而复下之也。紧在中央，知寒尚在，此本寒气，何为发汗复下之耶？

夫脉浮而紧乃弦，状如弓弦，按之不移。脉数弦者，当下其寒。胁下偏痛，其脉紧弦，此寒也。以温药下之，宜大黄附子汤。

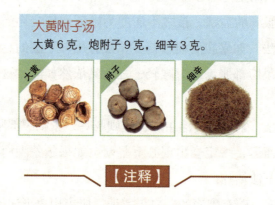

## 【注释】

①啬啬：形容瑟缩畏寒的状态。

## 【译文】

遭受寒邪侵袭的人，喜欢打呵欠，容易鼻流清涕。如果患者出现发热的症状，但面色正常，则喜欢打喷嚏。

如果寒邪直中于里，则容易引起腹泻，这是由于脾胃虚寒所致；如果想打喷嚏又打不出，这是由于腹中受寒的缘故。

如果身体瘦弱的人，肚脐周围出现疼痛，必定是因为受了风寒，导致大便不通，如果误用泻下法通大便，则会损伤下焦元气，导致下焦阴寒之气逆上。如果气不逆上的，心窝处必定会出现痞证。

如果寸口部出现弦脉，通常会出现两胁肋拘急而疼痛，兼有畏寒怕冷的症状。

寸口脉浮而滑，主头部疼痛。趺阳脉缓而迟，缓主寒，迟主虚，虚寒相搏于内，患者爱吃热的食物，如果吃冷食会引起咽痛。

寸口脉微，尺部脉紧而涩。紧主寒，微主虚，涩主血不足。应该知道，这是发汗后，再行攻下的缘故。因为紧脉在中央，故知寒气未解，这病本来是寒气所致，怎能用发汗而又攻下呢？

患者脉浮而紧，乃似弦状，这种弦状像弓弦那样硬直，重压也不会移动。如脉数弦，当用温下法以祛其寒。胁下偏痛，脉紧弦，这是寒实证，当用温下药治疗，宜用大黄附子汤。

【原文】

寸口脉弦而紧，弦则卫气不行，卫气不行则恶寒；紧则不欲食。弦紧相搏，此为寒疝。

趺阳脉浮而迟，浮则为风虚，迟则为寒疝，寒疝绕脐痛。若发则白汗出，手足厥寒，其脉沉弦者，大乌头汤主之。

【译文】

寸口脉出现弦紧的脉象，弦脉表示为阳虚，卫气不行，所以怕冷；紧脉表示为寒邪壅滞于胃，因此不想吃东西，寒邪与正气相搏，因此形成寒疝。

趺阳脉浮而迟，浮主风主虚，迟主寒疝，寒疝发作时，出现脐周疼痛，发作时则出冷汗，手足厥冷，脉象沉紧的，应当服用乌头汤治疗。

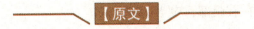

问曰：人病有宿食，何以别之？师曰：寸口脉浮大，按之反涩，尺中亦微而涩，故知有宿食。

寸口脉紧如转索①，左右无常者，有宿食。

寸口脉紧，即头痛风寒，或腹中有宿食不化。

脉滑而数者，实也。有宿食，当下之。

下利，不欲食者，有宿食，当下之。

大下后六七日不大便，烦不解，腹满痛，此有燥屎也。所以然者，本有宿食故也。

宿食在上管，当吐之。

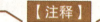

【注释】

①转索：形容脉象如转动的绳索，时紧时松，疏密不匀。

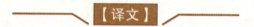

【译文】

问：患者胃肠食物积滞，从脉象上如何分辨？老师回答：患者寸口脉浮取大而有力，重按反见涩象，尺部脉象也是微而涩，由此可知患者宿食不化。

如果寸口脉象紧绷如同转索那样变化无常的，表示有宿食。

如果寸口出现紧脉，头痛，好像外感风寒一样的，表明是腹中有宿食停滞不化的缘故。

患者脉数而滑，是实证的脉象，是由于宿食内停所致，用下法可以治愈。

患者泻痢，又不思饮食，是食浊停滞胃肠的宿食病，应当用下法。

大攻下后六七日，大便不通，心烦不解，腹部胀满疼痛，这是有燥屎在肠里。导致这病的原因，是尚有宿食在里的缘故。

如果宿食停滞在脘腹部，应当用催吐法。

# 九、平惊悸衄吐下血胸满瘀血脉证

【原文】

寸口脉动而弱，动则为惊，弱则为悸。

趺阳脉微而浮，浮则胃气虚，微则不能食，此恐惧之脉，忧迫所作也。惊生病者，其脉止而复来，其人目睛不转，不能呼气。

寸口脉紧，趺阳脉浮，胃气则虚。

寸口脉紧，寒之实也。寒在上焦，胸中必满而噫。胃气虚者，趺阳脉浮，少阳脉紧，心下必悸。何以言之？寒水相搏，二气相争，是以悸。

【译文】

如果寸口部出现动而弱的脉象，脉动表示为惊证，脉弱表示为悸证。

趺阳脉微而浮，浮主胃气虚，微主无法食，这是危险的脉象，是由于情怀忧虑所致。如果因惊恐而致病，会出现止而复来的脉象，以及患者目不转睛、呼气困难的症状。

寸口脉紧，趺阳脉虚，是胃气虚弱的表现。

寸口部脉紧，这是寒实的脉象。如果寒在上焦，病人胸部一定感到胀满而噫气。胃气虚，右关脉象是浮的，左关脉紧，一定会出现心悸。为什么会出现心悸呢？因为寒水相搏，水气和寒气相争，所以出现心悸。

【原文】

脉得诸涩濡弱，为亡血。

寸口脉弦而大，弦则为减，大则为芤。减则为寒，芤则为虚。寒虚相搏，此名为革。妇人则半产漏下，男子则亡血。

亡血家，不可攻其表，汗出则寒栗而振。

问曰：病衄连日不止，其脉何类？师曰：脉来轻轻在肌肉，尺中自溢（一云尺脉浮），目睛晕黄，衄必未止；晕黄去，目睛慧了[1]，知衄今止。

师曰：从春至夏发衄者，太阳；从秋至冬发衄者，阳明。

寸口脉微弱，尺脉涩。弱则发热，涩为无血，其人必厥，微呕。夫厥，当眩不眩，而反头痛，痛为实，下虚上实必衄也。

太阳脉大而浮，必衄、吐血。

病人面无血色，无寒热，脉沉弦者，衄也。

衄家，不可发其汗，汗出必额上促急而紧，直视而不能眴，不得眠。

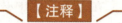

①目睛慧了：谓眼睛清明，视物亦清晰。

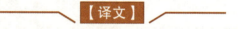

失血的患者，多见涩而濡弱的寸口脉。

如果寸口部出现弦脉，弦脉表示阳气衰减，脉大中空如葱管。阳气衰减的表示为有寒，大而中空的表示为血虚，寒与虚相合，称为革，在妇人则患小产和漏下，在男子则患出血。

患失血病，不可妄用发汗法，否则，不仅阴血受伤，还会损伤阳气，导致出现怕冷、寒战的症状。

问：鼻子出血连日不止，这种病的脉象应属哪一类呢？老师回答说：脉浮取、中取均无力，接到尺部见上溢的浮象，眼睛昏花，看不清物体，就会不停地流鼻血。如果眼睛昏花已去，视物清晰，则表示鼻出血已经停止。

老师说：从春季至夏季出现鼻出血的，属于太阳表证；从秋季至冬季鼻出血的，属于阳明里热证。

寸脉微弱，尺脉涩弱，会发热，涩脉主血虚，这样的患者一定会有厥逆、微呕的症状出现。应当兼见目眩而未出现目眩，而反见头痛，痛证属实，这属下虚上实，必然会导致鼻出血症状出现。

太阳脉大而浮，必然会导致鼻出血、吐血的症状出现。

患者面色苍白，没有恶寒发热，脉象沉而弦的，则会鼻出血。

经常流鼻血的人，不可妄用发汗法治疗，否则，必然会引起额旁动脉紧张拘急，两眼直视，不能自由转动，不能入睡。

【原文】

脉浮弱，手按之绝者，下血。烦咳者，必吐血。

寸口脉微而弱，气血俱虚，男子则吐血，女子则下血。呕吐、汗出者，为可。

趺阳脉微而弱，春以胃气为本，吐利者为可，不者，此为有水气，其腹必满，小便则难。

病人身热，脉小绝者，吐血；若下血，妇人亡经，此为寒；脉迟者，胸上有寒，噫气喜唾。

脉有阴阳、趺阳、少阴脉皆微，其人不吐下，必亡血。

脉沉为在里，荣卫内结，胸满，必吐血。

男子盛大，其脉阴阳微，趺阳亦微，独少阴浮大，必便血而失精。设言淋者，当小便不利。

趺阳脉弦，必肠痔下血。

【译文】

如果脉象浮而弱，用手重按则无脉的，表示下出血；如果患者烦躁、咳嗽的，必定会吐血。

如果寸口部脉象微而弱，这是气血俱虚，在男子就发生吐血，在女子就会发生下血。出现呕吐汗出的，尚属可以治疗的病症。

趺阳脉微而弱，春天以胃气为本。虽病吐利尚易治。否则，这是有水气停留的缘故，患者腹部必然胀满，小便困难。

患者发热，如果脉微小欲绝，则会兼见吐血或下血，妇人停经等，这都是寒凝的缘故。如果脉迟，患者噫气，喜欢吐痰涎，这是因为胸上有寒饮的缘故。

寸口、右关、尺中三部脉都是微的，如患者没有呕吐，下利，就是由于失血所致。

脉沉是病在里，荣卫内结，如出现胸满的，就会吐血。

男人身体高大，寸口与右关脉都是微的，只有尺脉浮大，一定会出现便血、失精等症状。假设患者说小便有淋急，当会出现小便不利。

趺阳脉出现弦的脉象，就会出现痔疮，便时出血。

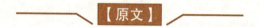

【原文】

病人胸满，唇痿，舌青，口燥，其人但欲漱水，不欲咽，无寒热，脉微大来迟，腹不满，其人言我满①，为有瘀血。当汗出不出，内结亦为瘀血。病者如热状，烦满，口干燥而渴，其脉反无热，此为阴伏②，是瘀血也，当下之。

下血，先见血，后见便，此近血也；先见便，后见血，此远血也。

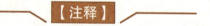

【注释】

①言我满：自觉腹满。
②阴伏：邪伏阴分。

【译文】

患者出现胸部胀满，口唇干枯而不润泽，舌质青紫，口中干燥，只想漱水而不想吞咽，没有恶寒发热，脉象浮大而迟，从身体外形来看，腹部并不胀满，但患者自觉腹部胀满的，这是体内有瘀血的缘故。病当出汗而不出汗，郁结于内，也会形成瘀血。患者自觉有热，心烦胸满，口咽干燥而渴，脉象并没有热象，这是邪热伏于血分，属于瘀血停滞，应当用攻下法祛逐瘀血。

下血，先见血，而后见大便，这是近血。先见大便，而后见血，这是远血。

## 十、平痈肿肠痈金疮侵淫脉证

【原文】

脉数，身无热，内有痈也。薏苡附子败酱汤主之。

诸浮数脉，应当发热，而反洒淅恶寒，若有痛处，当发其痈。

脉微而迟，必发热，弱而数，为振寒，当发痈肿。

脉浮而数，身体无热，其形嘿嘿，胸中微躁（一作胃中微燥），不知痛之所在，此人当发痈肿。

【译文】

数脉数，身无热，是肠内生有脓肿所致，用薏苡附子败酱汤主治。

各类属于浮数的脉象，应当兼有发热的症状，但是患者却反而怕冷，像被冷水浇在身上一般，如果身体某处疼痛，表示此处即将要形成痈肿。

脉微而迟，必然会发热，脉弱而数，会恶寒战栗，当发生痈肿。

脉浮而数，身无发热，默默少言但胸中微燥，不知痛在何处，这是患者要发生痈肿的征象。

【原文】

脉滑而数，数则为热，滑则为实，滑则主荣，数则主卫，荣卫相逢，则结为痈。热之所过，则为脓也。

师曰：诸痈肿，欲知有脓与无脓，以手掩肿上，热者为有脓，不热者为无脓。

问曰：官羽林妇病，医脉之，何以知妇人肠中有脓，为下之则愈？师曰：寸口脉滑而数，滑则为实，数则为热，滑则为荣，数则为卫。卫数下降，荣滑上升，荣卫相干，血为浊败，少腹痞坚，小便或涩，或时汗出，或复恶寒，脓为已成。设脉迟紧，聚为瘀血，血下则愈。

【译文】

脉滑而数，数脉主热，滑脉主实，滑可主荣，数可主卫，荣行脉中，卫行脉外，如荣卫不循常道地相遇在一起，就会发痈。如果内热严重，则会成脓。

老师说：要分辨各种痈肿是否有脓的方法，是将手按在患处，有热感的，表示有脓；没有热感的，表示无脓。

问：禁卫官的妇人生病，医生诊脉后，怎么知道哪位妇人肠中有脓，而且用下法治疗就会痊愈呢？老师回答说：寸口脉滑而数，滑主实，数主热，滑主荣，数主卫，荣卫失其常度，则卫下降荣上升，荣卫相犯，则血分败浊，少腹痞硬，患者小便或涩，或常汗出，或又恶寒，这皆说明已成痈脓。假设脉迟紧，而结聚为瘀血，下之则愈。

【原文】

肠痈之为病，其身体甲错，腹皮（一作支）急，按之濡如肿状。肠痈者，少腹肿，按之则痛，小便数如淋，时时发热，自汗出，复恶寒，其脉迟紧者，脓未成，可下之，当有血。脉洪数者，脓已成，不可下也。大黄牡丹汤主之。

【译文】

患肠痈病，全身肌肤粗糙得像鳞甲一般，腹部皮肤拘急，按压时则柔软

肠痈是一种发生在肠的痈肿,即急性阑尾炎及其并发症,有大肠痈和小肠痈。古人认为,肠痈很难治疗,会致人死亡。但是随着现代医学的发展,阑尾炎早就有了解决的办法,我们可以通过手术将阑尾切除达到预防和治疗疾病的效果。

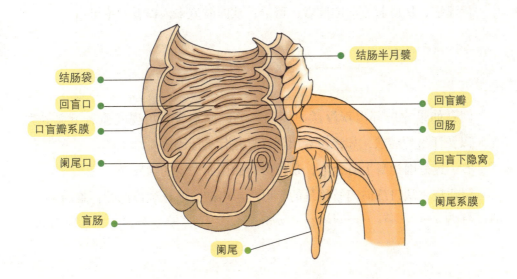

好像肿胀一般。患肠痈病,症状表现为:少腹部肿胀痞硬,按压时疼痛牵引到阴部,像淋病一般,小便正常,时常发热,自汗出,又怕冷。如果出现迟而紧的脉象,表示痈脓尚未形成,应当用泻下法治疗。服药后,大便应当出现黑色,表示瘀血由大便排出。如果脉象洪数的,则表示痈脓已经形成,就不能用泻下法,应当服用大黄牡丹汤治疗。

### 大黄牡丹汤
大黄、瓜子(各)12克,牡丹皮3克,桃仁、芒硝(各)9克。

【原文】

问曰：寸口脉微而涩，法当亡血。若汗出，设不汗者云何？

答曰：若身有疮，被刀器所伤，亡血故也。

侵淫疮，从口起流向四肢者，可治；从四肢流来入口者，不可治。

【译文】

问：如果寸口部出现浮微而涩的脉象，原本应当出现吐血、下血等失血，以及汗出的症状，如果没有出汗，这是什么原因呢？

答：这是因为身上有金疮，是被刀斧砍伤而失血的缘故。

浸淫疮，从口部向四肢蔓延的，可治。由四肢蔓延到口部的，难治。